儿童自闭症临床康复：SMF 模式

邵 智 ○ 编著

西南大学出版社
国家一级出版社 全国百佳图书出版单位

图书在版编目(CIP)数据

儿童自闭症临床康复：SMF模式 / 邵智编著.
重庆：西南大学出版社, 2025.4. -- ISBN 978-7-5697-2983-2

Ⅰ. R749.940.9

中国国家版本馆CIP数据核字第202513H6Q7号

儿童自闭症临床康复：SMF模式
ERTONG ZIBIZHENG LINCHUANG KANGFU:SMF MOSHI

邵智　编著

责任编辑：	雷　兮
责任校对：	郑先俐
装帧设计：	尹　恒
排　　版：	吕书田
出版发行：	西南大学出版社（原西南师范大学出版社）
	地址：重庆市北碚区天生路2号
	邮编：400715
	市场营销部电话：023-68868624
印　　刷：	重庆市正前方彩色印刷有限公司
成品尺寸：	170 mm×240 mm
印　　张：	9.25
字　　数：	133千字
版　　次：	2025年4月 第1版
印　　次：	2025年4月 第1次印刷
书　　号：	ISBN 978-7-5697-2983-2
定　　价：	58.00元

序 言

近年来,儿童自闭症谱系障碍(ASD)的发病率逐年上升。美国疾病控制与预防中心2025年的数据显示,ASD的发病率已高达1/31;而在中国,最新研究显示儿童ASD发病率为1.8%,形势同样不容乐观。作为一种严重的神经发育障碍,ASD不仅严重影响了儿童的健康发展,还给家庭和社会带来了巨大的压力和挑战。因此,如何科学有效地开展针对ASD儿童的干预成为当前儿童健康发展领域一个至关重要的议题。

在全国各地,已经普遍开展了针对儿童ASD的干预工作,康复机构也得到了迅速发展。其中,社会康复中心在日常康复训练中发挥了重要作用,但其专业水平和服务质量参差不齐、规范化管理相对薄弱。相比之下,医院依托专业的团队和先进的设备,能够为ASD儿童提供更为精准和有效的康复支持。医教结合模式注重从医学角度诊断ASD儿童的问题,通过多学科协作,基于教育行为学原理,并结合医疗手段进行干预,旨在实现对ASD儿童的全方位康复。

然而,在实际操作过程中,我们需要考虑几个关键问题:医生在医教结合干预中的定位和作用是什么?不同学科之间应如何有效协作?对于ASD儿童核心的社交沟通缺陷,如何整合采用具有循证基础的康复治疗措施?特别是对于2~7岁这一黄金干预期的患儿,如何确定个别化的治疗优先次序?

在此背景下,《儿童自闭症临床康复：SMF模式》一书的问世显得尤为适时和必要。本书由重庆市第九人民医院的邵智教授编著,他不仅是重庆市儿童孤独症康复治疗中心的创始人,而且长期致力于儿童ASD的康复治疗、临床研究和教学。邵智教授丰富的医教结合康复实践和研究经验赋予了本书较高的学术价值和实用意义。笔者曾多次与邵智教授交流,并有幸访问了他领导下的重庆市儿童孤独症康复治疗中心,对其坚持医教结合、康复实践与临床研究并重的做法印象深刻。

《儿童自闭症临床康复：SMF模式》一书从理论到实践全面覆盖,不仅详细阐述了SMF模式的内涵与核心内容,还特别关注了解决ASD患儿社交沟通领域核心问题的专项干预策略,如共同注意、心灵解读干预等。这些策略将帮助专业人士和家长更好地理解儿童自闭症的干预原则与策略,以及支持ASD儿童社交沟通关键能力的发展。本书不仅提供了科学有效的干预指导,还特别强调了实际操作中的可行性和适用性,对于满足日益增长的ASD儿童的康复需求极为关键。无论是专业人员还是家长,都能从中获得宝贵的知识,最终惠及ASD儿童及其家庭。

北京大学第六医院　贾美香
2025年2月于北京

前　言

近年,儿童自闭症谱系障碍(Autism Spectrum Disorder,ASD)日渐升高的患病率引起了国内医学界、教育界的广泛关注。美国疾病控制与预防中心(CDC)报道的自闭症患病率已高达1/31,而国内的最新研究显示儿童自闭症的患病率也达1.8%。自闭症儿童的日益增加给家庭和社会带来了很大的负担。针对自闭症儿童的康复虽然没有特效方法,但早期、系统的科学康复能够获得显著的成效。

在我国,各地已普遍开展了儿童自闭症的康复工作,现已有各类康复机构数千家。但由于对儿童自闭症康复知识的了解有限,又缺乏规范、系统化的培训,缺少科学、规范的康复流程,因此,康复机构在进行儿童自闭症康复时各自为政,其康复成效差异很大。针对儿童自闭症,如何开展规范化、有效的康复治疗,提高其康复技术水平,亟需具有介绍科学、系统干预模式的专业书籍。作者基于20余年的儿童自闭症康复实践和临床研究,构建了儿童自闭症SMF综合干预模式。本书将全面介绍的SMF模式(SMF Model),是一个全方位的、基于中国自闭症儿童康复的临床实证的干预体系。该干预体系强调以促进自闭症儿童的社交沟通发展为核心,提供临床医疗手段和家庭康复相结合的支持服务。

SMF模式充分反映了我们对儿童自闭症干预的认识，以及20余年的康复实践和临床研究的成果，在改善自闭症儿童的核心缺陷方面效果显著，并且在国内多个儿童自闭症康复中心取得了良好的成效。希望本书的出版能够为广大机构、专业人员开展自闭症干预提供帮助。由于作者水平有限，书中内容难免有错漏之处，恳请广大读者不吝赐教，欢迎发送邮件至邮箱779405151@qq.com，以便再版时修订和完善。

作者
2025年4月于重庆北碚

目 录

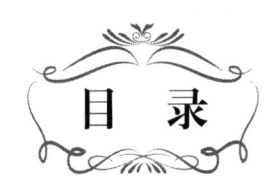

第一章　儿童自闭症概述 /001
　　第一节　儿童自闭症简述 /003
　　第二节　儿童自闭症的临床核心特征 /007

第二章　儿童自闭症的病因机制 /013
　　第一节　遗传学因素 /015
　　第二节　神经生理因素 /018
　　第三节　神经心理学机制 /020
　　第四节　孕产期高危因素 /026
　　第五节　营养相关因素 /029
　　第六节　其他因素 /031

第三章　SMF的康复模式 /035
　　第一节　综合干预模式vs专注于单一策略的干预模式 /037
　　第二节　SMF模式的内涵 /041
　　第三节　SMF模式的特点与理论基础 /043

第四章　社交沟通干预 /045
　　第一节　社交沟通能力 /047
　　第二节　语用能力 /051
　　第三节　社会技能 /055

第五章 共同注意干预 /065

第一节 关于共同注意 /067

第二节 自闭症儿童共同注意的临床特征 /072

第三节 自闭症儿童共同注意的干预 /075

第六章 心灵解读技能干预 /083

第一节 关于心灵解读 /085

第二节 自闭症儿童心灵解读的临床特征 /092

第三节 自闭症儿童心灵解读技能的干预 /095

第七章 生物医学治疗 /101

第一节 神经生理治疗在自闭症儿童康复中的应用 /103

第二节 药物治疗在自闭症儿童康复治疗中的运用 /111

第三节 其他疗法在自闭症儿童康复治疗中的作用 /114

第八章 家庭支持 /117

第一节 家长介入的重要作用 /119

第二节 对自闭症儿童家庭的支持 /122

第三节 家长心理支持 /126

第九章 SMF干预模式的应用 /131

第一节 SMF干预模式的实施 /133

第二节 SMF干预模式临床应用的成效 /136

第一章
儿童自闭症概述

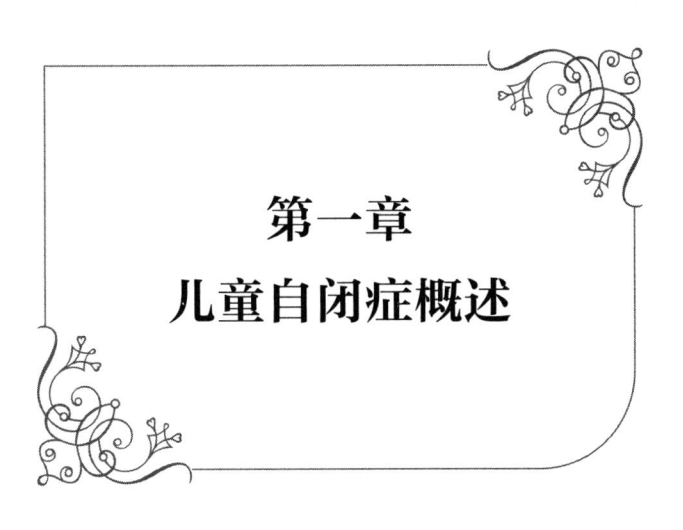

第一节 儿童自闭症简述

自闭症谱系障碍(Autism Spectrum Disorder,ASD,以下简称"自闭症")又称孤独症谱系障碍,临床症状主要表现为社会交往障碍、语言沟通能力缺陷,伴有狭隘的兴趣取向和刻板重复的行为,其中社会交往和沟通障碍是其核心的症状表现。儿童自闭症是一种严重的神经发育障碍性疾病,多发病于婴幼儿期,终生致残率高。目前,自闭症已成为危害儿童健康与发展的神经发育障碍性疾病。

1943年美国精神病医生Leo Kanner首先报道了11例儿童自闭症案例,并第一次从临床诊断的角度提出"自闭症"的概念,从此医学界,尤其是儿童精神病学界开始关注这类儿童。随着对儿童自闭症研究的深入,人们对其临床症状的理解也更为深刻。

对自闭症的定义和归类几经变迁,美国精神病学协会(APA)和世界卫生组织(WHO)都几易其名,最后于2013年才对儿童自闭症做出较为客观的判断。世界卫生组织(1992)发布的《国际疾病分类标准》第10版(International Classification of Diseases,ICD-10)和美国精神病学协会(1994)编制的第4版《精神疾病诊断与统计手册》(Diagnostic and Statistical Manual of Mental Disorders,DSM-4)认为自闭症是一种广泛性发育障碍(Pervasive Developmental Disorder,PDD)。这里所指的广泛性发育障碍主要涉及社会交往、语言发展、刻板行为、智力落后等方面。2013年,美国精神病学协会正式发布的《精神疾病诊断与统计手册》第5版(DSM-5)对自闭症原有的诊断标准做出了修改。DSM-5将以往诊断标准中的3个核心症状合并为2个(社交与沟通障碍、重复刻板行为和狭窄的兴趣),强调自闭症儿童的关键障碍是社会交往能力的缺陷,语言障碍不再是诊断依据,而将其归入社交与沟通障碍,并成为自闭症筛查与诊断的关键参照标准。在重复刻板行为和狭窄的兴趣类别中,将感知觉异常(感觉过敏/迟钝)的问题单独列出,说明感知觉对自闭症儿童的重要性。DSM-5的诊断标准根据核心症状的严重程度提出分级标准,将自闭症分为轻、中、重度,这对自闭症儿童的临床干预具有重要的指向性意义。

自闭症现已成为全球最为关注的儿童健康问题,其重要的原因就是近20年来,儿童自闭症的患病率呈逐年持续上升的趋势,且对儿童的健康及其家庭影响巨大。1975年,美国疾病控制与预防中心报道的自闭症发病率为1/5000,2005年为1/166,2009年为1/110,2012年为1/88,2014年为1/68,2018年为1/59,而新近的研究报道表明,每36名8岁儿童中就有一名(1/36)被诊断为自闭症。其他国家的情况也不容乐观,英国为1.57%,日本为1.8%。2015年,WHO报告在世界总人口中有1%为自闭症。

在我国,有关自闭症的研究起步较晚。1981年,著名的精神病学家陶国泰教授在国内报道了第一例儿童自闭症,随后其他地方如北京大学第六医院、中南大学湘雅二医院、西安交通大学第二附属医院相继开展了儿童自闭症临床工作。近20年是自闭症诊断和治疗发展十分迅速的时期。1999年,中山大学静进、邹小兵两位教授在广州建立了国内首家儿童发育行为中心,自此,自闭症专科在国内迅速发展。2001年,重庆市第九人民医院邵智教授在重庆建立重庆市儿童孤独症康复治疗中心,为自闭症的早期筛查与临床康复做出了贡献。

随着对自闭症流行病学的研究和对患病率认识的加深,人们已经意识到自闭症在我国不再是罕见疾病。中国残联已于2007年将自闭症纳入精神残疾范围,并在全国31个城市建立自闭症康复训练机构,这是中国自闭症治疗历程上的里程碑。在我国,至今没有全国性流行病学报告,早期部分地区的流行病学调查认为,典型自闭症的患病率大约在1.0‰~3.0‰,自闭症则高达7.0‰,男女比例为2.5∶1~7∶1,如广州市2011年的一项学龄前儿童的调查结果显示自闭症发病率为1/133。分析来看,由于年龄段、样本量、抽样方法、评估诊断工具等的不同,各地区报道的数据差异大,尚无法描述全国的流行病学特征。2022年,北京大学第六医院的贾美香教授的研究报告显示,我国6岁以下儿童的自闭症患病率为1.8%,符合其患病率逐渐增加的国际趋势。

目前,对于儿童自闭症的研究已然成为国际关注的儿童健康问题,现认为是一个相当常见且具有较高异质性的疾病。自闭症儿童身上所表现出来的临床症状并不是自闭症儿童所特有的,而是以较轻的程度出现在非自闭症儿童中,并且这些症状的表现存在明显的个体差异。迄今为止,由于儿童自闭症发病机制的复杂性,其发生原因仍然不清楚。大家比较一致的认识是儿童自闭症是具有遗传易感性的个体,加上生物学、环境危险因素的综合作用而导致的一种严重的神经发育障碍。儿童自闭症的治疗,现尚缺乏特殊有效的治疗方法,任何单一方法都不会产生一蹴而就的神奇效果。大量的临床实践和研究结果表明,儿童自闭症最有效的康复治疗是以特殊教育训练与行为治疗为核心,同时辅以生物医学治疗方法的"医教结合"的整合性干预模式。教育训练与行为干预是康复治疗中的核心环节,需要坚持长期的康复训练。在实施过程中,康复师的理论水平和临床康复经验将直接影响儿童的康复效果。

儿童自闭症的病情程度、智力水平、干预的时机和干预的强度、干预训练的系统化,将直接影响儿童的康复预后。自闭症儿童进行干预的年龄越小,其智力水平越高,干预训练强度和系统化越高,效果就越好。应该指出的是,目前诊断标准中关于儿童自闭症的程度划分标准并不能准确地反映儿童真实的智力水平。因此,我们不要据此就轻易地去预判儿童的预后。近年来,许多临床研究表明,通过早期、科学系统的干预,相当一部分儿童可以达到或接近正常儿童的发展水平,而且在撤销干预后,儿童的干预效果能够继续维持,获得独立学习、生活和工作的能力。

第二节　儿童自闭症的临床核心特征

在过去的几十年,自闭症已经从一种狭隘定义、少见的儿童疾病,发展成为一种被广泛关注的儿童健康问题,现认为是相当常见的疾病。儿童自闭症的核心临床症状表现包括社交与沟通障碍、重复刻板行为和狭窄的兴趣。

一、社会交往障碍

自闭症儿童在社会交往方面面临很大的困难,即使他们有正常的智力水平或高于平均水平的智力。近年来的临床研究表明,自闭症儿童在1岁以后就开始在社会交往的多方面出现偏异的行为,这些缺陷涉及早期社会发展至关重要的社交技能。

自闭症儿童在1岁时,与周围环境、他人交流互动的机会增加,异常行为开始显现出来:眼睛不看人或者躲避与人眼神接触;很少对他人笑;不会主动要求大人抱;喜欢独自玩耍,对物品(玩具)的兴趣高于对人的兴趣;模仿能力较差,与模仿玩具操作相比,在模仿身体动作方面明显比其他儿童困难。

随着年龄的增长,至3岁左右,社交功能的损害更为明显。自闭症儿童对来自他人的社交刺激的敏感性和社交回应性都较低,很少与其他人分享兴趣或情感,他们在共同注意方面存在明显缺陷。共同注意是一种与他人共同关注某一事件或物体的能力,通过共同注意儿童逐渐理解他人的意图,学会利用手势、眼睛朝向、发声等手段引起他人的注意,这对儿童的语言、游戏技能、情感表达等能力的发展具有重要的意义。有时候自闭症儿童会拿一个物品给他人,或者他们想让别人帮助他们做某事(如拿取某物)时会指向一个目标,但他们几乎不会因内心的喜悦而与别人分享兴趣和注意。自闭症儿童应对社会性刺激更困难,在处理人脸的信息时,会将注意集中在脸的某一部分,如嘴巴、鼻子上,较少看别人的眼睛,不会注意人脸的整个轮廓。自闭症儿童在处理情绪信息方面有明显缺陷,包括肢体语言、手势、面部表情、语音等,不会去察觉和留意其他人的情绪线索,如别人是否高兴、难过、感兴趣或是讨厌。自闭症儿童不懂如何用恰当的方式去加入同侪的活动,不能参与同侪的游戏活动,常是独自玩耍。他们理解社会性游戏规则较困难,常不能玩想象性和角色扮演游戏。在日常社会生活活动中,他们难以理解社会情境的要求,不懂也不会遵循一般的社会规则,经常会做出与正常儿童非常不同的行为。

二、沟通交流障碍

在临床上,自闭症儿童常表现出沟通和言语交流方面的异常,这是他们的共同特征。

在和别人沟通交流时,自闭症儿童非语言沟通行为有明显缺陷,他们不会通过面部表情、发声和手势等肢体语言来表达他们的需要、兴趣和对别人的感觉。在想要获取某一物品时,自闭症儿童可以使用工具性手势让别人替他们做事情,但不会使用表达性手势来传达意图和感受。他们常是拉着别人的手伸向目标物品,而不是用手指指向目标,更不会整合运用发声、面部表情等与人沟通和交流。在和其他人交流时,他们不会使用点头、摇头以及各种手势表达想法。

自闭症儿童均表现出不同程度的语言障碍,但自闭症儿童的语言障碍并不表现在所有的语言范畴内,他们的语音和句法并不存在明显迟滞,而语义和语用能力却存在明显障碍。言语发育迟缓是一半以上自闭症儿童的就诊原因。

自闭症儿童的词语出现的时间晚于普通儿童,大约在24个月,在词汇发展速度上也显著慢于普通儿童。自闭症儿童在词语学习时表现出名词性偏好,他们倾向于将一个新异词语与一个物体相匹配,但掌握某些类型的词汇存在显著的困难,如人称代词、心理词汇和社会—情感词汇,这种困难明显影响了儿童对语句和语篇的理解。因此,在日常生活中他们几乎不会运用与心理状态有关的词汇,如"认为、觉得、想、知道、假装"等。与词语表达相比较而言,自闭症儿童的词语理解相对更为滞后。

自闭症儿童在语言发展中的主要困难并不在于词语学习或语义(意义)的运用,而是语用能力的严重受损,即在社会和沟通情境下恰当地运用语言方面的问题。即使那些掌握了大量词汇的高功能自闭症儿童,也仍然存在语用能力的缺陷。由于语用能力的缺乏,自闭症儿童很难理解不符合标准的陈述,也很难调整他们的语言以适应环境。在社交情境下,自闭症儿童的主动语言较少,难以主动发起话题,不会运用已经学会的语言表达自己的愿望、兴趣或者叙述一件事情;在理解和推测他人的想法、感受和意图方面存在明显的缺陷,表现为维持话题困难、答非所问,进行社会交谈困难;在叙述一件事情时,谈话的内容贫乏、空洞、条理不清,向别人提供足够的信息困难。在非言语方面,自闭症儿童说话的声音单调,缺乏手势、变化的面部表情,表明他们在情感沟通上有困难。

三、重复刻板行为和狭窄的兴趣

在DSM-5的自闭症诊断标准中,将重复刻板行为和狭窄的兴趣作为自闭症的核心症状,其临床表现具有多样性。

(一)重复刻板的动作或自我刺激

自闭症儿童表现重复的运动或者使用物体,部分可以出现刺激性的行为。如反复摇晃身体、来回跑跳,用手指轻弹物体,拍打自己的手和手臂,原地转圈,将物品排成一排,重复模仿言语等。

(二)坚持同一性

在日常生活中,自闭症儿童的行为表现出固着一致性,即坚持用同一种方式做事,对微小的改变难以接受,坚持走同一条路线,喜欢用重复的方式玩玩具,仪式化的问候,每天只吃同样的食物,接受新食物困难。

(三)兴趣狭窄

自闭症儿童兴趣狭窄,其强度和专注度方面是异常的。他们对正常儿童喜欢的动画片、玩具不感兴趣,沉迷于天气预报或某一片段的音乐;对树叶、瓶盖等寻常的物品表现出强烈的依恋。部分儿童还执迷于图书、数字、地图等。

(四)感知觉的异常反应

近年来的研究表明,感知觉失能的特征表现是自闭症儿童的核心缺陷。临床上常表现为对感觉输入的过度反应或反应不足,或者在对环境的感受方面表现出不寻常的兴趣。如有的儿童对疼痛或温度反应迟钝,对电吹风的声音或汽车喇叭声感到焦虑、恐惧;有的儿童对光线特别敏感,斜眼看光线;有的儿童喜欢过度地嗅或触摸物体。

四、自闭症儿童的相关特征

(一)智力水平

早期的研究显示,大多数自闭症儿童有智力缺陷,其中大约50% IQ不足50分,30% IQ处于50~70分,其余20% IQ在平均水平或高于平均水平。2014年,美国疾病控制与预防中心发布的报告表明,46%的自闭症儿童IQ在80分或以上水平。

(二)认知缺陷

自闭症儿童的认知缺陷主要有两种基本类型:信息计划、处理加工的一般性缺陷,处理社会—情感信息的特殊缺陷。

自闭症儿童在高层次的信息计划、处理加工和调节行为方面存在一般性缺陷,表现为抑制不当行为、维持任务操作、自我察觉、整合信息、问题解决技巧等方面存在困难。

自闭症儿童处理社会—情感信息存在缺陷。他们的社会敏感性明显欠缺,较难理解社会性情境,在情感表达、察觉面部线索和心灵解读能力等方面存在明显困难。

第二章
儿童自闭症的病因机制

第一节　遗传学因素

自20世纪70年代对双生子的研究发现自闭症确凿的遗传学证据后,近年来遗传学研究取得了长足的进步,对儿童自闭症患者的家系研究、候选基因研究以及表观遗传学研究的成果有助于进一步理解儿童自闭症的复杂的遗传学病因。同时随着对自闭症研究的深入,越来越多的观点认为自闭症的发生是由遗传因素和环境因素共同作用的结果。

一、家系研究

流行病学调查与双生子研究有力地支持遗传因素在自闭症发生中的作用。多项研究结果发现,同卵双生子患自闭症的同病率为60%~80%,异卵双生子同病率为0~9%。如果再加上共患社交障碍,同卵双生子同病率增加到92%,异卵双生子同病率增加到10%。

家系研究发现,儿童自闭症存在明显的家族聚集现象,在一个自闭症患者家系中,在较年长的孩子被诊断为自闭症后,下一个儿童有7%~20%的概率患自闭症;如果家中不止一位胞兄或胞姐患有自闭症,那么较年幼的孩子得自闭症的风险会提高到32.2%。而与对照组相比,儿童自闭症患者的父母和兄弟姐妹更可能表现出轻微的认知或行为缺陷特征,如社交困难、显著内向等自闭症特质。

二、分子遗传学研究

在家系研究中,通过连锁分析可以更深入地研究自闭症的遗传方式,筛选候选基因。而与自闭症相关的基因几乎分布在包括X染色体的所有染色体上,外显子组测序研究发现了多达300多个相关位点。

候选基因研究是一种以患者与对照组为配伍进行的队列研究,用来筛检易感基因,已纳入多中心、大样本的循证研究。在众多候选基因中,5-羟色胺(5-HT)相关基因特别受到关注。5-HT与焦虑或激动等情绪活动有关联。有报道,自闭症患者的血液和脊髓液中5-HT水平偏高,应用5-HT再摄入抑制剂可改善自闭症的部分症状,所以近年来一些研究特别关注5-HT关联基因。

亚显微水平的染色体结构变异,即拷贝数变异(Copy Number Variants, CNV),是指在人类基因组中广泛存在的从1000 bp碱基对到数百万bp范围内的缺失、插入、重复和复杂多位点的变异。研究发现CNV可以解释约10%以上的原发儿童自闭症病例,由于许多CNV有很大效应值,因而被认为足以导致自闭症的发生。有研究发现,约在5%~10%的自闭症患儿中,CNV是突变而来的,而非父母遗传下来的,不过无论是新发生还是父母遗传下来的CNV都显示出与自闭症之间不同程度的关联性。

总之,从目前儿童自闭症的分子遗传学研究结果来看,越来越多的基因异常阳性发现被报道,但所得结果并不一致,且发现的候选易感基因稳定重复性很有限,自闭症的遗传学变化还有待进一步深入的研究。

三、表观遗传学

一些后天的基因调节机制,可以在不影响染色体结构的情况下,对基因的转录和表达进行调节,造成表型的差异,其中DNA甲基化程度、组蛋白修饰过程既可以被基因调节，也受环境的影响，因此它们可能是基因与环境相互作用导致自闭症的重要方式。在与自闭症相关的疾病中已发现此类基因的异常，例如雷特综合征所存在的转录调节障碍，是由MeCP2基因突变所造成的，MeCP2基因通过对DNA进行甲基化而抑制其表达。此外，多个研究发现了自闭症与甲基化有关的基因的单核苷酸多态性。在自闭症儿童的父母身上还发现了其淋巴母细胞表面与甲基化有关的RORA和Bcl-2基因表达的减少，这或许与自闭症的免疫异常机制有关。

虽然大部分基因修饰问题都是由于基因本身的变异所致，但研究者同样关注环境因素，特别是在胚胎期对基因修饰的影响，其中试管婴儿技术和促排卵技术可能导致甲基化异常和印刻效应基因的调节异常，但目前尚无足够证据支持这一结论。

第二节 神经生理因素

有学者通过脑影像学、脑电生理学等方法对自闭症展开研究,取得了一些积极的成果。

一、脑结构异常

结构脑影像学MRI显示,自闭症儿童的杏仁核和尾状核容积增大,与强迫行为、刻板重复行为关联密切,而大脑皮质、海马回体积相对较小。

fMRI的研究发现其前额叶与较后部的脑区白质纤维连接减少,这种长程连接可能与高级的认知、社交和语言能力有关,例如心灵解读能力涉及内侧前额叶和颞顶区的联系,面孔识别能力涉及颞上沟和梭状回的联系,自闭症儿童此类连接的减少可能会影响相关的能力。而且有研究显示,自闭症症状的严重程度与额叶—顶叶、额下回—前辅助运动区的连接强度明显相关,这进一步证明了自闭症儿童的脑结构异常与行为问题的密切关系。另一种理论认为自闭症患者大脑连接过度,这些过度连接表现出高度的特异性,但并不能使脑区间神经信号传递的有效性得到提高,也就是说这些连接大多是无效连接,反而增加了信息加工过程中的干扰。与此同时,白质纤维连接过多,在一定程度上也解释了自闭症儿童早期大脑过度发育、头围偏大的问题。而研究者也同样发现自闭症症状的严重程度与连接过度的程度呈正相关。

二、脑电生理异常

随着脑电生理技术的逐步成熟,事件相关电位(Event-Related Potential,ERP)作为重要的神经心理学实验工具,广泛应用于自闭症脑电生理方面的研究。

在面孔识别方面,研究证实P400波是儿童早期对面孔加工敏感的成分,它与N290波一起发展为成人期反应的面孔识别特异波,正常儿童观察母亲面孔和陌生人面孔时,其P400波有显著的差异,而对3~4岁自闭症儿童的研究发现,为其呈现他们喜欢的和陌生玩具时,其P400波形发生明显改变,而呈现母亲面孔和陌生面孔时,P400波却无明显改变,说明自闭症儿童对非生命物体的认知似乎更加敏感。而在面孔刺激下,自闭症儿童也可诱发出N170波,但潜伏期延长,说明自闭症儿童虽有面孔识别能力,但加工速度异常。

在表情情绪认知方面,正常儿童观察恐惧、愤怒的表情时会诱发更大的N300波,表示对消极情绪的注意负荷增加,而自闭症儿童的恐惧和中性表情下N300振幅并无明显差异,说明自闭症儿童的表情、情绪认识确实存在着生物学基础。但对此不同的研究得出的波形、潜伏期延长、出现差异的脑区等并不一致,可能与实验范式、对照组的选取和所研究的目标成分不同有关。

在听觉方面,自闭症儿童常常会对某些声音过度敏感或迟钝,提示其听觉加工异常。而ERP检测结果显示其初级听觉能力与正常儿童类似,但在次级听觉加工方面,自闭症儿童对新异听觉刺激的P300波潜伏期延长,且在语言能力差的儿童身上更明显。而对于听觉语言加工,研究发现高功能自闭症儿童对元音变异的P300波消失,说明其对语音改变的注意存在缺陷;而对低功能自闭症儿童的研究则发现其大多数更偏好非言语性质的声音,但是个别偏好言语刺激的自闭症儿童可表现出正常的ERP波形,这说明自闭症儿童在早期对语言兴趣较弱,这可能阻碍了他们在环境中学习语言的能力,进而损害其社交沟通能力。

第三节　神经心理学机制

自闭症儿童的神经发育障碍究竟如何影响其心理行为,目前学术界对此有多种多样的解释。1980年Brothers根据灵长类社会活动的多样性提出了"社会脑假说(Social Brain Hypothesis,SBH)",他认为人类大脑存在一个旨在认识和理解对方表情的功能区,在社会交往中人会通过该中枢迅速处理与他人相互作用的各种信息。在社会交往过程中,社会脑承担着了解和观察他人的目的、意图、信念、推测等信息的处理,从而达到与他人进行有效沟通和交往。深入研究发现,社会脑可能是由承担不同认知任务的脑区组成:梭状回(面孔识别)、额下回(面部表情模仿)、后颞上沟(面部表情认知和注视任务)、额上回(心灵解读)、杏仁核(情绪认知)等。近年来,研究者对自闭症神经生理学机制进行了深入的研究,取得了一定的成果。

一、心灵解读缺失

心灵解读(Theory of Mind,ToM)是指个体推测自己和他人的信念、愿望、意图、情绪等心理状态,并依此对他人的行为做出因果性解释和预测的能力。Baron-Cohen、Leslie和Frith等人提出了自闭症的心灵解读缺失(Theory of Mind Deficit)的假说,他们采用经典的错误信念任务,测量了自闭症患者、唐氏综合征患者和正常被试的心灵解读,研究结果发现,在匹配了3组被试的心理年龄后,自闭症患者在错误信念任务上的表现明显地差于唐氏综合征患者和正常儿童,表明自闭症患者不能理解自己和他人的心理状态。之后,许多研究结果支持了自闭症的心灵解读缺失说。

自闭症患者在心灵解读方面的缺陷使得他们不能对他人的行为等作出预期,甚至不能理解他人的意图、感受和观点。沟通是一种努力使对方理解自己所构建的意象的过程,而自闭症患者甚至不知道对方也会有想法,他们可以解决复杂的物理问题,但在自由游戏中却不知如何与他人交往,不能恰当地回应他人。然而,自闭症患者能够与熟悉的人们有一定程度的交往,因为他们了解与这些人交往的规则。对自闭症患者而言,社会生活是复杂的,因为他们无法预测和解释他人的行为。

心灵解读缺失说也能解释自闭症的语言和交流缺陷。自闭症患者的语音、语法并无明显的异常,但存在明显的语义理解和语用障碍,他们大都是从语言的表面意义去理解,不能理解语言除了表面的意义之外,所隐含的比喻、讽刺和笑话。因为适当运用语言的能力往往会涉及社会认知理解,如考虑他人的信念、情绪状态和意图。自闭症患者由于缺乏心灵解读,不能理解他人的心理活动,所以他们常常是单向交流,表现出较差的语用能力。

认知神经科学研究发现,自闭症患者在心灵解读方面的缺陷可能与额叶和颞叶的发育缺陷有关。自闭症儿童在完成心灵解读任务时,其杏仁核、额叶的激活程度显著低于正常儿童。

但是,心灵解读缺失说也存在一定的问题。如有研究表明,高功能自闭症儿童可以通过一级错误信念任务(如A认为X),甚至二级错误信念任务(如A认为B认为X),虽然通过这些任务的年龄比正常儿童的年龄要大一些。因此,一些研究者认为这些被试只是心灵解读发展滞后而不是缺乏。

二、执行功能障碍

执行功能是指对个体的意识和行为进行监督和控制的各种操作过程,包括认知灵活性、抑制控制和工作记忆等方面在内的多种高级认知加工能力,这些能力对于保持特定目标并排除干扰从而实现目标任务是必需的。目前已了解,自闭症患者存在明显的执行功能障碍,这可以较好地解释自闭症患者的刻板行为。大量的研究考察了自闭症患者的执行功能,研究发现自闭症儿童的抑制控制能力、计划能力和工作记忆均存在缺损。正是由于自闭症患者不能很好地计划下一步的行为,不能较快地进行抑制—转换,同时工作记忆又存在缺陷等,所以会表现出重复的刻板行为。

大量研究发现,正常人群在心灵解读与执行功能任务上的表现存在显著相关。因此也有学者推测自闭症患者的这两方面缺陷可能也存在关联。在儿童早期,模仿能力是心灵解读和执行功能发展的共同基础。自闭症儿童的早期模仿损伤可危及以后的情感分享、共同注意、假装游戏和心灵解读的发展,进而损害其社交功能。研究显示,自闭症患者的镜像神经元系统在模仿动作时激活水平非常低下,进而可能会影响到执行功能的发展。

三、镜像神经元受损

研究结果表明,镜像神经元功能受损是导致自闭症儿童出现社会交往障碍的原因。与典型儿童相比,自闭症儿童在模仿和观察他人动作和表情时镜像神经元活动显著偏弱,自闭症严重程度与镜像神经元活动程度呈显著负相关。神经科学的研究发现,自闭症患者的额下回、顶下叶及颞上沟这三个镜像神经元系统核心区域的皮层厚度要薄于其他脑区。

四、中央统合缺陷

早在1989年,Uta Frith提出了中央统合缺陷(Weak Central Coherence)理论。中央统合(Central Coherence,CC)指在正常的认知系统中,存在一种对广泛的刺激形成统合,以相对整体的方式解释刺激的强烈倾向。统合加工是内隐的、自动化的,是人类信息加工的一种固有倾向。通过这种方式,人们可以从复杂的信息中抽取意义并记住要点,而不是涉及精确的细节。自闭症患者在信息加工过程中表现出注意细节加工,局部领域优先运作,整体意义或情境意义却被忽略的情况。Frith和Happer认为,自闭症患者这种在认知加工方面表现出集中于微小细节而不能把握整体的趋势,反映了主管信息资源整合的中央系统的失调,即中央统合功能缺陷。

中央统合缺陷认为,一方面,由于社会认知在很大程度上依赖于信息的整合和概念的形成,自闭症患者不能看到整体,只能看到局部,因此注意涣散、不能理解深层次的含义、不能建立社交联系,也不能发展心灵解读,这样中央统合不足就导致了语言沟通、社交严重受损;同时由于中央统合系统的失调,也导致了重复行为的产生。另一方面,由于自闭症患者擅长注意局部信息以及对细节有很强的观察力,他们在知觉和注意方面具有特殊的优势,例如部分患者在视觉空间能力、音乐、数学、美术方面表现出特殊能力,以及在智力拼图和其他空间技能方面也有出色表现。

后来的研究表明,中央统合缺陷理论并不能对自闭症儿童所有问题做出较好的解释。例如对于自闭症儿童的社会性障碍,中央统合缺陷理论难以做出合理的解释。且有关学者越来越倾向于认为,自闭症儿童对于整体的认知加工并非完全缺乏,他们在被明确要求时可以关注整体,因此可能存在的是优先进行细节加工的问题。例如在语言理解运用方面,高功能自闭症儿童可以回答有关文中细节的问题,也能简单理解和表达主旨,但往往主旨叙述不清,更难以将自己以前的知识和上下文整合进而综合判断,因此推测其关注整体的能力虽然存在,但仍有质的缺陷。

五、共情—系统化理论

共情和心灵解读类似,也是一类对他人情感的理解和模仿的能力。当观察者感受到他人的情感状态时,大脑会自动激活观察者自身对于该情感的表征,随后激活的表征在一种抑制状态下执行该情感动作,并产生相应的自主体感反应。情绪共情包括情绪的自动感知和自动模仿两部分,而自闭症儿童在这两方面都可能存在障碍。

首先,面孔识别是情绪感知的基础,自闭症儿童在面孔识别实验上对个人信息、表情、性别、嘴部动作的判别异于正常人。当向正常个体呈现面部表情图片时,他们往往首先注意到眼睛,其次是嘴部;当让正常个体判断所呈现的图片是何种表情时,他们总是利用眼部信息或者综合面部表情特征区(眼部和嘴部)的整体信息进行判断。但自闭症儿童对面部特征区的注视时间显著少于非特征区,其中对眼睛的注视时间最少,这种差异最早在婴儿期就已经显现。较多研究提到,判别他人面孔主要与大脑梭状回相关,观察眼动视线则与颞下回和颞上沟相关,表情识别则与杏仁核有关。Pierce 和 Schultz 等人采用 fMRI 进行面孔识别检测,发现自闭症患者的梭状回部位激活水平比正常对照者明显低下,甚至个别患者的该部位几乎不被激活。同时,自闭症儿童颞下回和颞上沟以及杏仁复合体等部位的活动水平比正常儿童的低。但也有学者发现,自闭症儿童其实对情感的变化很敏感,他们可以感知各种情绪(如喜、怒、害怕),自闭症儿童所表现出的情绪共情比普通儿童更为强烈,因此认为也有自闭症患者存在情绪共情过度的情况。

其次,在情绪的自动模仿方面,自闭症儿童同样存在缺陷,近几年的面部表情模仿研究证实了这一点。当正常被试观察面部表情刺激时,他们会无意识地模仿这些表情,这样的自动模仿被认为有助于情绪的识别和感染,而自闭症儿童在观察表情图片时缺乏自动的面部表情模仿。但是当研究者要求自闭症儿童主动模仿那些表情图片时,其肌电图结果又和正常被试类似,提示自闭症儿童是自动模仿功能缺陷而非模仿或者运动功能缺陷。镜像神经元系统也被认为参与了共情过程,观察他人面部表情时激活的脑区与模仿该表情的脑区类似,都包含了人类镜像神经元系统区域,其中前运动皮层的活动最强。解剖学、生理学研究表明,镜像神经元脑区损害后的病人无法通过共情测试,这也进一步证明了自闭症儿童情绪自动模仿功能缺陷与镜像神经元系统的关系。

基于共情理论,Baron-Cohen 提出了自闭症极端男性化大脑理论(Extreme Male Brain,EMB),认为自闭症处于与系统化(帮助人认识非生命事物的系统)相关认知体系的最高端,但同时处于共情化(辨别情绪和思想,帮助人认识社会性事物的系统)相关能力的最底端。这两种能力在男女身上均存在,只是男性表现出更多系统化能力,而女性则表现出更多共情化能力。常见于自闭症患者的狭隘兴趣特点,如关注细节、搜集物品、数学敏感、偏好机械等恰恰反映了男性大脑系统化的一个极端,因而相对缺乏共情能力,如目光接触、解读他人的想法、情感交流等。这对高功能自闭症患者中何以男性占据多数是个合理的解释。

第四节　孕产期高危因素

经过大量的流行病学调查,筛选出的自闭症孕产期高危因素可谓不胜枚举,但大部分因素都是增加了儿童患自闭症的可能性,而非明确的独立危险因素。主要有以下三类:

一、父母亲本身的因素

研究发现,母亲高龄生育、父亲高龄生育均是子代患自闭症的危险因素。究其原因,可能是母亲高龄生育会增加胎儿染色体异常的风险。而近年来的研究发现,父亲生育年龄偏大危险度更高,因为父亲高龄会使生殖细胞具有更多变异,增加子代患自闭症的风险。

二、孕期危险因素

研究发现,母亲妊娠糖尿病、先兆流产、孕期服药、精神情绪差、被动吸烟、酗酒、接触有毒物质、慢性或急性疾病、妊娠期并发症、先天性巨细胞病毒感染等都可能是儿童自闭症的危险因素。除Meta分析支持外,有动物模型研究也显示,母亲宫内病毒感染诱发的固有免疫应答,至少会通过白介素-6扰乱胎儿的大脑发育。而孕期存在紧张、焦虑、抑郁等不良情绪,推测可能与母体血液激素分泌增加有关,如肾上腺素可引起胎盘血管收缩,影响胎儿脑部血流量或者通过直接影响胎儿激素水平,对胎儿发育造成负面影响。另外,母亲孕期二手烟暴露可引起胎儿脑部缺氧,也会影响胎儿大脑发育。

目前多种研究显示,母亲孕期前3个月服用药物将增加子女患自闭症的风险,如服用丙戊酸钠将使患病率提高8倍,并且,研究者在动物模型上观察到了海马区、躯体感觉区皮质受体的改变。此外,随着近年来女性孕期使用SSRI类抗抑郁药的比例大幅增加,抗抑郁药的使用也备受关注,研究显示其有轻微的增加自闭症概率的可能。

对于母亲孕期体内激素的作用,Baron-Cohen在自闭症极端男性化大脑理论中作出以下解释:在动物实验特别是啮齿类动物实验中发现,胚胎早期暴露于雄激素(例如睾酮)环境的情况将决定不同性别在行为、认知、脑结构和功能方面的差异,人类的大脑发育和行为也受到胚胎期雄激素暴露的影响,男性胚胎在8~24周时所暴露的雄激素环境比女性的稍高,这种差异会明显地影响到其男性化的过程。研究发现,胎儿羊水内的雄激素水平与出生后12个月的眼神对视呈负相关,与48个月的社交关系、48~96个月的移情能力也呈负相关。尽管存在争议,但一些研究也发现胎儿期雄激素水平与幼儿期自闭症症状的出现呈正相关,且自闭症儿童及其亲属也常常存在雄激素调节障碍或与雄激素有关的基因异常。由此推测,自闭症儿童母亲孕期体内雄激素过高,可能导致其出生后的过度男性化倾向,而女孩母亲孕期体内雄激素本身就较男孩偏低,这也在一定程度上解释了自闭症男性患儿数量远高于女性的情况。

三、围生期及新生儿期危险因素

Meta分析发现,一些围生期及出生后的不良因素,如脐带并发症、新生儿窒息、产伤、多胎、母胎输血、夏季出生、低出生体重、小样儿、Apgar评分第5分钟偏低、胎粪吸入、新生儿贫血、ABO或Rh血型不合、高胆红素血症等均是自闭症发生的危险因素。另外,喂养困难和先天畸形也可能是自闭症的临床表现或潜在诱因。总体来看,早产并非自闭症的危险因素。国内外多个研究都发现了新生儿黄疸与自闭症的关系,有高胆红素血症的新生儿今后罹患自闭症的概率是未出现者的1.5~2倍。包括高胆红素血症在内,新生儿窒息、产伤、胎粪吸入等都是对新生儿大脑发育的重要威胁,这些因素最终可能都作用于新生儿的大脑发育,引起脑损伤或发育障碍,最终引发自闭症。但是面对众多的危险因素,将它们作用的机制进行解释却并不容易,因为很多危险因素都是同时发生的,而且围生期并发症的增加或许与自闭症都是某些病因所共同导致的结果。

第五节　营养相关因素

自闭症儿童往往存在严重的饮食行为问题,如严重偏食、拒食或贪食,如他们大多偏爱米饭、面食、奶类、冷饮及膨化食品等,但不喜欢肉类、水产、蔬菜水果等,有的甚至只偏爱一种颜色或质地的食物。这种饮食问题可能在发育早期就显现出来,这不仅影响患儿的营养状况与体格发育,通常也使父母束手无策而产生焦虑和困惑,从而姑息和放任其饮食偏好。自闭症儿童的偏食原因可能与其嗅觉和味觉异常(迟滞或异常敏感)有关,也可能是重复刻板行为的泛化表现,亦不排除胃肠道功能失调导致儿童饮食异常。长期以来,一直有对自闭症儿童进行饮食治疗,如低酪蛋白饮食、低麸质饮食、摄入营养补充剂等,但其疗效存在争议。有学者认为,营养因素与其他环境因素相似,都可能只是对自闭症的发生起着"扳机"作用。

一、叶酸缺乏

叶酸是人体必需的一种水溶性B族维生素,人体自身不能合成,但具有广泛的生物学功能。孕妇叶酸缺乏会增加子代神经管畸形、贫血等风险,为了保证胎儿的正常神经系统发育,孕期摄入叶酸是必需的。叶酸与自闭症的关系最早见于急性淋巴细胞白血病使用甲氨蝶呤治疗后,叶酸代谢被破坏,儿童产生神经认知延迟,类似于自闭症的症状。前瞻性队列研究也发现,母亲孕期补充叶酸可降低子代发生自闭症的概率。在雷特综合征和婴儿期低功能自闭症患儿的脑脊液中,5-甲基四氢叶酸含量较正常儿童明显偏低,可能是血清中叶酸受体的自身抗体导致脉络膜上叶酸受体失活,也有可能是叶酸代谢的某些酶类多态性减少所致。对自闭症儿童进行补充叶酸干预后,其临床症状得到了不同程度的缓解,因此研究者推测叶酸可能对自闭症的发生起着重要作用。

二、多不饱和脂肪酸摄入不足

长链多不饱和脂肪酸(Long-Chain Polyunsaturated Fatty Acid,LCPUFA)在脑发育过程中扮演关键角色。自闭症儿童血浆PUFA较正常儿童偏低。有临床研究表明,自闭症患者存在基因水平的PUFA代谢困难,包括攻击行为、阅读困难、注意缺陷多动障碍、动作协调性降低等在内的幼年时期神经发育异常均与早期显著的PUFA代谢异常有关。但是临床上针对这一原因进行补充PUFA干预的效果并不理想。

三、维生素D的作用

维生素D是一种甾醇类化合物,对体内钙、磷的代谢起着关键作用。维生素D最主要来源于紫外线照射下体内胆固醇的转化。近20年,孕妇及儿童接受日光照射的时间减少,自闭症发病增加,有学者提出维生素D缺乏与自闭症有关的假说。研究发现,母体维生素D缺乏和儿童自身维生素D缺乏都可增加儿童患自闭症的概率,其机制可能是维生素D在体内的活性形式——1,25-二羟维生素D可抑制神经系统炎症反应,激活DNA修复基因,降低脑发育异常导致自闭症的风险。不过维生素D的缺乏会导致一系列的疾病,但它对自闭症的发生也可能只是起着辅助作用。

第六节 其他因素

一、病毒感染因素

自闭症的病毒感染学说得到了很多研究的支持。众所周知,母亲孕期前3个月的病毒感染会影响胎儿的大脑发育,所以母亲孕期的病毒感染可能使本身具有自闭症遗传易感性的胎儿大脑发育受到影响,或者急性感染激发了母体自身免疫性过程,加速细胞质分裂引起母亲的炎性反应,导致胎儿脑损害,尤其是巨细胞病毒和风疹病毒等。有流行病学研究发现,母亲孕期有感冒病史与儿童自闭症的诊断没有联系,不过孕期前3个月病毒感染与后代自闭症的发生有关,且孕期3~6个月时的细菌感染也和后代自闭症的诊断有关。具体来说,麻疹、风疹、巨细胞病毒等疱疹病毒的感染与自闭症的关系尤应受到重视,因为这些病毒感染往往会诱发多种炎症细胞因子以及干扰素的产生,导致母体全身包括大脑在内的炎性反应,极有可能影响胎儿脑细胞的发育。而且有研究发现,自闭症儿童多出生在人群中脑炎与麻疹的高发期,或许可提示感染风险和自闭症发生的关系,不过也有研究不支持该结论。

对于自闭症儿童,已有多个研究发现其免疫系统存在异常,如T细胞应答障碍,自身抗体产生,B淋巴细胞和自然杀伤细胞的激活数量、促炎细胞因子增加,等等,且其脑内的免疫细胞之一小胶质细胞激活数量增加、胞体变大,这种情况主要存在于背侧和中部前额叶、小脑,这将影响儿童大脑胶质细胞的功能,进而影响白质纤维的连接,甚至是自闭症儿童大脑体积异常增大的原因之一。

总之,病毒感染对儿童自闭症的发病可能起着"扳机"作用,在母亲宫内或出生后的病毒感染会引起机体一系列的免疫应答,而自闭症儿童可能由于遗传基因等因素导致其本身免疫系统存在问题,这增加了他们对病毒的易感性,出现慢性病毒感染症状,甚至在免疫应答的过程中出现自身免疫失调,进而导致中枢系统小胶质细胞异常、神经元受损,最终促使自闭症的发生。

二、家庭社会环境

长久以来,专业人士和普通大众均相信,自闭症是由于父母教养过程中的冷漠和过分形式化造成的。数十年的研究结果已经证实,自闭症与教养方式无肯定关系,而曾经风靡一时的"冰箱母亲"理论也已被否定。早期研究曾发现自闭症儿童大多来自社会经济地位较高的家庭,但随着研究的不断深入,人们发现这种现象是一种研究偏倚。以就医为例,不难发现较高职业阶层的父母或教育程度良好的家庭对儿童的发育更为关注,也更有可能在儿童患病早期寻求诊疗。有学者认为,儿童自闭症可发生在任何社会阶层的家庭中,与父母职业、文化程度等无关,但病例对照研究显示,自闭症儿童的父母社交技能差的比例更高,这可能因为遗传效应导致下一代自闭症易感性富集。

但是从另一个角度考虑,已诊断为自闭症的儿童,如果家长能改变其以往的养育方式,增加和儿童的互动,掌握有效的沟通技巧,将有助于儿童社交、语言行为的改善。因此,尽管家庭社会环境并非自闭症的发病因素,但在干预的层面上仍值得深入研究。

三、环境污染

自闭症的发病率逐年升高,一直是困扰研究者的难题,除了诊断标准的变化、医生诊断水平的提高、家长警觉度增高、广泛的社会宣传使得更多病例被发

现的因素之外,环境污染的加重对儿童自闭症患病率升高的影响一直受到重视。环境污染因素主要有以下两个方面:

(一)重金属中毒

一是铅中毒。众所周知,铅是神经毒性物质,儿童血液中过量的铅与学习障碍、注意力缺陷障碍、多动行为以及智力低下有关。几分钟或短期接触铅都对胎儿、婴儿及儿童构成极大的风险。有研究指出,不良少年的骨铅含量显著高于品行端正的少年。由于自闭症患者临床上也常表现出各种古怪行为、多动及智力缺陷,故推论可能与铅超标有关。

二是汞中毒。研究发现个体体内汞超标或中毒可诱发认知和社交障碍,包括语言丧失或语言障碍,以及睡眠困难、自伤行为、烦躁、无故哭泣、呆望等,这与自闭症的表现很相似。近十多年来,学界曾对疫苗接种与自闭症的关联产生了极大的争论,近期的研究结果已表明疫苗接种与自闭症的发生不存在关联。

(二)有毒化学物

有研究报告称神经毒性物质和遗传因素的综合作用可能导致了近25%的儿童发育障碍,其中包括自闭症。威胁性较大的神经毒性物质是多氯联苯和有机磷酸酯,与未接触多氯联苯物质的婴儿相比,接触者的交流能力、面部识别能力、注意力集中度都有所下降。一定剂量的杀虫剂、农药等有机磷也能引起婴儿的脑损害,且已有相关研究显示,有机磷酸酯类杀虫剂会增加自闭症发生的风险。

第三章
SMF的康复模式

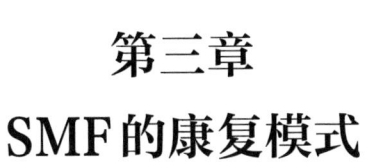

第一节　综合干预模式vs专注于单一策略的干预模式

在过去的数十年中,对自闭症儿童干预的研究日益受到国际学界的重视,尤其随着20世纪80年代的密集行为干预技术(主要为应用行为分析,即ABA模式)在自闭症干预中的推广应用,大家达成了一个共同的认识,即早期介入、密集干预教导自闭症儿童社交沟通、语言和认知能力,能够最大限度地预防自闭症儿童的发展性问题,并产生积极的长期效果。最有影响力的研究报告是美国加州大学洛杉矶分校Ivar Lovaas的自闭症儿童早期介入方案:实验者让19个自闭症儿童在4岁前接受长达2年(或以上)一对一密集的行为训练,每周超过40小时,同时包括家长训练和让这些儿童到普通幼儿园接受融合教育,最后和对照组相比较。结果显示,实验组在智力测验上的得分平均多了20分,而且学习表现也明显较好,其中9个儿童在普通班级学习,老师评定适应良好。之后,在这些儿童平均11.5岁时进行追踪,评估结果显示仍维持干预效果,尤其在前述9个成效良好的儿童中,有8个被认为"在智力和适应行为测验中的表现和典型儿童无异"。近年来,多项研究表明,一对一密集干预会影响语言发展、认知和适应技能,这可能是因为儿童可从治疗师的一对一直接治疗中以不同的方式获益。

美国国家自闭症中心在2014年发布了40多个针对自闭症儿童的干预策略,而各种对自闭症的干预课程更是多达百余种。目前,自闭症儿童的临床干预方案常可以分为两大类型:一类是单一策略干预,指的是采用单一干预策略对自闭症儿童进行干预,如回合式教学法、关键反应训练、结构化教学、视觉提示等;另一类是综合干预模式,是指把多种干预方法和技术整合使用,针对自闭症儿童的多种临床缺陷和发展目标而设计康复方案,以期改善自闭症儿童的临床核心缺陷,提高其整体发展水平。单一干预策略常以临床实证研究为基础,针对特定症状或功能障碍。例如,提高儿童言语和沟通表达能力,提高游戏能力,减少干扰儿童学习的行为。与单一策略的干预模式不同,综合性干预模式提供一个基本框架,其目标是提高自闭症儿童的全面能力。综合干预并不是简单地把不同的单一干预方法叠加合并使用,而是根据不同自闭症儿童的临床核心缺陷特点和发展水平,整合使用循证实践中已经证实有效的干预方法。

儿童自闭症是一种广泛性发展障碍,不同患儿的临床表现不一样,症状严重程度、语言能力的损害程度、认知水平存在很大的不同,多数儿童还常存在多种障碍,需要改善的能力缺陷也很多,而不同能力彼此之间又相互影响。因此,近年来整合采用多种干预方法对自闭症儿童进行全面、系统康复训练的综合性干预模式成为自闭症儿童康复的新趋势。在运用综合性干预模式对自闭症儿童进行干预时,应该注意以下方面:

一、尽可能早地进行干预

早期对自闭症儿童进行干预,能够取得较明显的临床康复效果。对于自闭症儿童而言,3岁是一个关键的时间点。美国埃默里大学开展的针对3岁之前的沃顿幼儿项目,尤其是1岁半自闭症幼儿干预项目的开展,使这些自闭症幼儿比没有接受干预的自闭症幼儿取得了更为积极有效的效果,主要表现在言语和社交行为的发展上。重庆市儿童孤独症康复治疗中心邵智教授带领的治疗团队对17名2岁前的自闭症幼儿进行综合性干预,其中11名幼儿后来进入小学的普通班级学习,家长反映儿童在学校的学习和适应良好,取得了非常显著的效果。因此近年来,通过对幼儿进行自闭症筛查之后,对3岁甚至2岁之前的自闭症幼儿或高风险幼儿的干预,在临床工作中日益获得重视,并得到越来越多家长的认可。

二、弹性的干预强度

2007年美国儿科学会建议自闭症儿童每周接受至少25个小时的密集干预训练。一般而言,这些干预课程都是以一整年为一个周期。但近年来的研究发现,干预时间的长短并不一定与效果产生关系,而儿童在接受干预时的行为表现及其能力水平才是决定干预效果的重要因素。加州大学洛杉矶分校的自闭症儿童早期项目就采用了每周18~25个小时的密集行为干预的形式,取得了积极的效果。

越来越多的研究表明,如果整合采用循证研究的干预策略,以适当的、能满足自闭症儿童特征与发挥其优势的训练方法,并配合家长积极参与干预,弹性强度的综合性干预就能取得积极的效果。应该指出的是,干预小时数以及时间跨度并不等同于自闭症儿童接受干预、进行有效训练的时间。单纯刻板地要求干预强度的时间量化,结果会适得其反。

三、干预系统化和专业化

综合性干预强调应根据每个自闭症儿童的需求与优势,进行全面的临床评估,制订个别化的干预计划。干预内容主要涉及社交、沟通、问题行为改变等自闭症儿童的核心临床缺陷领域,同时还应包括但不限于认知、运动功能、日常生活能力等发展领域。综合干预实施的效果还有赖于康复治疗人员的素质和干预水准。必须强调的是,需要对参与综合性干预的康复师进行有关干预技术以及自闭症方面的专业培训,这些形式包括系统化的教材、专题讲座和严格的督导制度。加州大学洛杉矶分校自闭症儿童早期项目要求康复训练师必须接受6个月的临床督导,才可以独立进行临床干预。经过严格的系统化培训,高水准的康复训练师才可保证综合性干预的临床成效。

第二节　SMF模式的内涵

SMF模式(SMF Model)，是一个全方位的，以中国自闭症儿童康复的临床研究实证为基础，以促进自闭症儿童的社交沟通发展为核心，结合临床医疗手段和家庭康复支持服务的综合性干预模式。该干预体系中，社交沟通能力干预(Social Communication Targted Skill Intervention, SC)指采用具有循证证据的各种干预策略，以促进社交沟通能力发展；医学处理(Medical Treatment, MT)指以生物医学治疗手段为辅助，主要处理一些共患问题；家庭教育(Family Education, FE)指为家长提供系统的家庭支持服务。SMF模式中的这三个方面是支持自闭症儿童发展的重要策略，其中社交沟通能力干预是核心。

一、社交沟通能力干预

社交沟通能力干预，指的是发展儿童一种自然和主动的功能性人际交往能力，促使自闭症儿童能够在社会日常活动中和同侪或者成年人进行恰当、有效的人际沟通，同时了解不同社交情境中存在的社会惯例。

二、医学处理

医学处理，指从医学角度关注自闭症儿童病理生理学因素，主要包括对突出的共患问题的药物治疗，以及采用神经生理治疗方法处理自闭症儿童存在的发育障碍。

三、家庭教育

家庭支持服务包括家庭咨询、家长培训、家长辅导,建立家长相互沟通学习的渠道,促进家长积极参与儿童的康复治疗。

第三节　SMF模式的特点与理论基础

SMF模式基于20余年的儿童自闭症临床康复实践和研究,而且该模式符合国际上儿童自闭症专业研究人士、临床康复专家提出的"以临床研究实证为基础"的宗旨。SMF模式较好地体现并结合了针对社交沟通能力发展、共患问题及其他问题行为处理、家庭支持的研究成果。SMF模式关注自闭症儿童核心临床缺陷中社交沟通能力的发展,注意其能力的培养和强调社交沟通的功能性。虽然目前对自闭症的发生原因和发病机制还不清楚,但是自闭症作为神经发育障碍性疾病,近年来关于其神经病理学机制的研究取得了一些进展,基于此,SMF模式提出了在自闭症儿童干预中神经生理治疗技术的运用。此外,SMF模式还重视自闭症儿童共患问题对其临床核心症状的影响,注意生物医学治疗对共患问题的重要作用。SMF模式还受到自然主义模式和发展主义模式理论取向的影响,重视家庭在自闭症儿童干预训练中的作用,强调家长在自然情境中进行干预训练,并为自闭症儿童的家庭提供支持和帮助。

应该指出,SMF模式与当代自闭症的研究成果、临床实践倾向是相符的,并且受到现行教育康复、临床干预趋势的影响。但是,SMF模式表现出的鲜明特点,对国内当今自闭症儿童康复的贡献仍具有重要价值。SMF模式主要有如下特点:

1.该模式以儿童自闭症最新的研究成果为基础,包括自闭症儿童发展的研究和儿童自闭症病理生理学的研究;

2.SMF模式较好地体现了医教结合的康复理念,在干预模式方面主张各种有效策略的整合运用;

3. 针对不同儿童的临床特征,个别化、系统化地应对其"主要症状缺陷";

4. 中心康复与家庭干预相结合,根据患儿家庭的不同需要提供相应的支持。

SMF模式聚焦自闭症的临床核心缺陷,同时也关注自闭症儿童共患问题的影响,因此该模式可以广泛应用于不同程度的社交沟通、认知、感知觉处理能力以及伴有共患问题的儿童。

表1 SMF模式涉及的领域及核心内容

领域	核心内容
社交沟通	先备能力、反应式共同注意、发起式共同注意、语言理解、语言表达、游戏技巧、非言语沟通、语用能力、自我意识、心灵解读、情绪能力、社交技巧、执行功能、行为自控能力、认知灵活性
医学处理	药物治疗、中医康复、神经生理、运动治疗、饮食干预、其他补充疗法
家庭支持	疾病知识、技能培训、家长敏感性、专业指导、心理辅导、资源支持

第四章
社交沟通干预

儿童自闭症在临床表现上存在很大的异质性,不同患儿之间的临床症状可能大不相同。不过,社会交往障碍是自闭症儿童的核心临床缺陷。即使部分自闭症儿童有平均或者高于正常儿童平均水平的智力,但他们在与其他人交流时,社交互动和沟通交流方面仍然存在明显的困难。这些缺陷涉及对儿童的社交能力发展至关重要的技能,包括共同注意、交流沟通、语用能力、心灵解读技能和社会技能。SMF干预模式的社交沟通能力干预采用循证实践支持的干预策略,旨在促进和增强自闭症儿童上述核心能力的发展。本章的内容主要包括社交沟通能力、语用能力和社会技能干预,而共同注意和心灵解读部分将在专门的篇章进行介绍。

第一节 社交沟通能力

社交沟通是指儿童为了满足某种需求或者达到某种目的,与他人进行接触和建立关系的能力。社交沟通能力缺陷是自闭症儿童的核心症状,他们在日常生活活动中不能和同侪进行沟通交流。在社交沟通领域,需要训练自闭症儿童的核心技能,包括社交参与、社交模仿、语言和游戏技巧。

一、社交参与

自闭症儿童与别人接触存在困难,难以参与他人的活动,不懂如何与人沟通,不会通过眼神接触、身体姿势、手势或者说话来参与别人的活动。

对自闭症儿童进行干预时,要注意激发和引导儿童参与别人的活动的兴趣,让其领略到与人玩耍交流的乐趣,这样他们才会愿意与人共处;增强儿童的注视行为,他们才能更好地注意和模仿学习;要不断促发儿童的回应反应,增进他们与其他人的互动行为。塑造自闭症儿童的社交参与技能是发展其他社交技能的重要基础。

二、社交模仿

模仿是一个人有目的地重复或学习另一个人的行为。通过模仿,儿童不仅能够从他人身上学到常用的技能,还有利于其社交沟通。自闭症儿童缺乏模仿行为,很少模仿他人。

自闭症儿童模仿能力的训练主要包括模仿身体活动、姿势及言语。在训练自闭症儿童模仿能力的时候,要注意激发儿童的动机,让其感到模仿别人的行为是有需要的;还要注意唤起儿童对别人行动和声音的兴趣,这样儿童才更可能注意和模仿别人的行为。

在正常儿童的发展中,模仿能力的发展较共同注意早。然而,自闭症儿童由于存在共同注意缺陷,模仿动机降低,其在模仿过程中应注意的目标行为受到干扰。因此,在训练自闭症儿童模仿能力的时候,要同时注意对其共同注意的训练。

三、语言

语言是人与人沟通的主要媒介,包括与人沟通时所使用的字词、手势、符号、身体姿势和表情。语言和沟通障碍是自闭症儿童早期的临床重要特征之一,他们的语言能力发展大多比正常儿童迟缓或出现异常情况。

自闭症儿童的语言障碍主要为:语言理解困难,表现出无法理解他人的语言,部分高功能自闭症儿童虽然掌握了一定数量的词语,但缺乏整合和迁移的能力,对语义的理解显示出刻板的特点;语言表达方面也出现困难,口语能力较正常儿童落后,自闭症儿童出现词语表达的时间,平均在24个月左右。

此外,自闭症儿童运用肢体语言的能力也有明显的缺陷,他们不会使用表情、动作、手势等方式和人交流。这些技能缺陷严重影响了他们的社交沟通能力。

自闭症儿童语言能力的训练,主要包括语前能力、语言理解能力、语言表达能力和语言技能。语前能力就是儿童学习说话前的基础能力,如注意力、对声音的反应和辨别力、模仿能力、发声能力、轮流作转等。

四、游戏技巧

游戏活动是儿童重要的社会性活动。通过游戏活动,儿童能够感受愉悦,促进儿童沟通能力的发展,以及更好地理解环境;游戏还有助于提高儿童的想象力、问题解决能力、换位思考能力以及运动技能。

踢玩皮球、推拉玩具车、拼接雪花片、搭建积木等游戏可以练习运用手部动作,掌控自己的身体,保持身体平衡,还可通过这些游戏活动经验探索周围世界,有助于儿童认知能力的发展。假扮游戏是儿童的主要游戏方式,在游戏中,儿童用已有的玩具来替代假想的物件,或通过扮演不同的角色,如家庭角色、职业角色、故事中的人物角色等来对他人的心理状态进行表征,从而更好地理解他人的心理,也让儿童对社会环境有更多的认识。此外,假扮游戏还能增进儿童和他人的交流、合作,提升其问题解决能力。以小组形式进行的游戏活动,儿童与他人一起游戏玩耍,能够为儿童提供更多与人交往及模仿学习的机会,也有助于儿童理解和学习遵从规则,与人合作及互动,以提高儿童的社交能力。

自闭症儿童存在明显的社交沟通和社交互动的缺陷,通常不知道如何进行游戏,与他人一起游戏时,有很大的困难,因此,在训练自闭症儿童,为其制订目标计划时,要注意根据其发展水平来确定游戏类型。

表2　儿童游戏发展阶段

游戏阶段	说明
练习性游戏	儿童组合或排列玩具,如把一个杯子套入另一个杯子,或把积木排成一行,或用其他方式排列
因果性游戏	使用行为引发因果的玩具,如音乐玩具、敲击玩具
功能性游戏	儿童恰当地使用简单的玩具,如推玩具车,抛球和接球
指向自己的假装游戏	儿童做一些指向自己的假装游戏,如假装吃东西,假装用玩具打电话
指向他人的假装游戏	儿童做一些指向他人或玩偶的假装游戏,如喂他人或者玩偶吃东西,为玩偶盖被子
想象的角色游戏	儿童在游戏活动中扮演一个想象的角色,比如假装成医生、妈妈/爸爸,或者老师
社交性角色扮演	在一个情境故事中,儿童能够在其中扮演一个想象的角色,并且故事中至少还有一个其他角色。例如,一个儿童扮演熊妈妈,另外一个同侪扮演熊宝宝

第二节　语用能力

语用能力是指人们在社会情境中恰当地使用语言的能力,包括语言使用的规则,以及沟通情境对人们解释话语含义的影响。自闭症儿童的语用能力明显受损,他们常不会主动提出话题,维持话题困难,难以运用已经学到的语言表达自己的想法或描述一件事情,也很难理解不符合标准的陈述或者很难调整他们的语言以适应环境。语用能力包括了一系列言语或者非言语的与人进行交流和沟通的能力,包括话轮转换、主动发起话题、维持话题以及会话修补。会话的进行与完成与儿童的沟通意图、情境有关。

综合考虑自闭症儿童的临床特征和康复训练实践的需要,本节主要局限于语用能力中的话轮转换、主动发起话题、维持话题和叙事能力。

一、话轮转换

在会话中,当一个人开始说话至说话结束时,下一个话轮的说话者要能理解上一轮说话者的话语内容,才能继续说话;而且下一话轮的说话者要知道对方已经结束了上一话轮,才能接续上一话轮说话的内容。例如:

老师:"小明好。"

小明:"老师好。"

老师:"你拿的什么呀?"

小明:"牛奶。"

在上述对话中,老师和小明自然地依据顺序轮流说话。

高功能自闭症儿童在会话中,因以自我为中心或者缺乏沟通意图,常出现说话轮替困难或者轮替突然中断的现象。临床上,即使是高功能自闭症儿童,也很少与他人对话超过三个话轮;并且,他们比较依赖一些外显的提示线索来明白说话者已说完其话语,较难由交谈的内容认识到轮替的时机。

二、主动发起话题

儿童在主动发起话题的时候,要能引起沟通对象的注意,明确地指认出要谈论的物品/事件,清楚地表达或说出沟通讯息。话题内容会依儿童的发展水平而改变,最初是从熟悉的物品开始,然后到他们熟悉的经验活动,最后扩及环境中的事、物。这种会话主题的变化与儿童的认知水平和语言能力的发展有密切关系。

自闭症儿童常有感知觉的异常(反应迟钝或过于敏感),加上存在共同注意的缺陷,因此他们主动发起话题困难,出现被动回应多于主动发起的现象。例如,许多自闭症儿童想与同侪或老师交流,但不知道如何做。此外,自闭症儿童常使用刻板/奇特的对话方式与人沟通,因此会话对象不知应该如何回应他。

在临床上,自闭症儿童在与他人的会话中,总是处于被动的地位,较少发起话题,这在和同侪的会话过程中表现得更加明显。我们在康复训练时,要引导儿童在发起会话时注意吸引他人的注意;以会话双方都能看到的物品(如玩具)或者共同关注的游戏活动来发起话题,更容易展开。最初,儿童的提问可能比较机械或重复,但这没有关系,我们的目的是促使儿童能够发起会话。之后,在玩耍活动中诱发出更自然的会话任务。

三、维持话题

为了让会话进行下去，参与交谈的人必须依据别人所传递的讯息，适当地回应。3~5岁儿童在交谈时，话题转换较学龄儿童、成人要快，4~5岁儿童在游戏活动中维持同一话题的语句数量增多。当话题的内容是儿童熟悉的物品（例如某个玩具）、例行活动的时候，儿童会更能将交谈的话题维持下去。

自闭症儿童的语言理解能力通常较差，甚至不如语言表达能力。当他们无法理解对方的沟通意图时，通常会用重复别人的话语（部分或完全重复）的方式维持会话；部分儿童不回应，而是转移到自己熟悉的话题上，或用自己才能够理解的隐喻式语言等方式来回应。自闭症儿童由于语言的前设能力不良、心灵解读技能缺陷，无法推测别人已知的信息和想法，所以他们只能根据字面意义来理解别人的话语和回应话题。这就容易出现儿童回应的内容不符合社会生活的常规，从而影响儿童和他人进行有效的沟通。

四、叙事能力

叙事能力，是指有组织地表达事物或事件的语言能力，是语用能力的重要部分之一。叙事是一种高层次的语言与认知运作过程，需要应用许多相关技能，包括正确地使用词汇；使用明显的连接性、转折性或聚合性等策略，来组织适当的语言表达其意义；将述说的故事、事物内容或经验，依据其故事结构或者符合逻辑的架构表述出来。儿童的叙事能力与其语言、认知能力的发展密切相关，儿童的社会交往技能对儿童的叙事能力也有显著的影响。良好的叙事能力能够促使儿童建立积极的同伴关系，开展有效的沟通。

自闭症儿童在叙事时,经常出现逻辑混乱、"颠三倒四"、偏离主题、"东拉西扯"等现象,部分儿童的叙事语言还常出现特异性词语或新异词语,在心理词汇的理解和使用上表现出困难。此外,刻板性、重复性语言也是高功能自闭症儿童的普遍特征。自闭症儿童叙事的临床特异性、心灵解读缺陷、执行功能障碍、中央统合功能薄弱、观点采择发展不足是其重要的发生原因。

对自闭症儿童的叙事能力进行临床干预时,主要采用基于语言技能的干预方案,以及其他相关技能的促进。训练的方式主要有三种:无字图画,即引导儿童根据无字图画说其中的故事;故事复述,即先给儿童讲故事,然后要求儿童复述听到的内容;讲述个人生活活动事件,即让儿童讲述亲身经历的事件。

第三节 社会技能

在临床康复工作中,越来越多的自闭症儿童经过早期、科学的干预,虽然语言能力、认知水平得到较大的提升,但在真实情境中运用不好,在融入社会时仍然有较多的困难。究其原因,就是儿童的社会技能存在明显缺陷。

社会技能是指儿童在社会生活情境中,运用已有的社会知识经验,有效而恰当地与他人进行交往的活动方式。自闭症儿童社会技能的缺陷不仅会对其社会适应行为造成很大的影响,也会导致他们融入幼儿园、学校和社区困难。存在社会技能缺陷的自闭症儿童通过与正常儿童接触、一起玩耍,并不能自动地获得需要的社会技能。所以,提高自闭症儿童的社会技能及社会功能,是干预的核心问题,也是他们融入社会的关键。

一、常见的社会技能缺陷

自闭症儿童的社交沟通能力欠缺是一种质的缺陷,这种缺陷使得他们在社交情境中缺乏合适的社会技能。即使对高功能自闭症儿童而言,虽然他们学习能力较佳,具有一定的语言能力,行为症状不是很明显,但社交沟通仍存在较大的困难。所以,社会技能缺陷是自闭症儿童最为核心的临床缺陷。自闭症儿童常见的社会技能缺陷有:

(一)开启社会互动困难

自闭症儿童普遍有开启社会互动困难。许多自闭症儿童在交流时,常表现出焦虑、害怕的样子,和人接触时出现退缩,不知道如何参与同侪的活动。部分患儿会表现出频繁甚至过度的社会互动,但方式不恰当,比如不断提问,说一些只有自己感兴趣的话题。

(二)非言语沟通困难

非言语沟通在儿童社会互动中发挥了重要的作用。肢体语言、面部表情等非言语沟通方式让人们在与他人互动时能够增加言语的效能,可以让沟通进行得更顺畅,还可帮助了解社交互动对象的沟通意图。自闭症儿童普遍存在非言语沟通能力的缺陷,主要表现为:在社会互动过程中不能维持眼神接触;理解和使用手势方面的缺陷;解读他人面部表情困难;无法整合言语和非言语交流的讯息(如看着别人的同时倾听他说话)。

(三)互惠性互动缺陷

互惠性互动是指社交互动中在两个人或更多人彼此间熟练且有来有往的互动,而且这种社交互动是具有成效的。

自闭症儿童在社交活动中常表现出单向的社交互动,他们不能参与会话,无法察觉他人的感受或了解他人的观点,自说自话或自己讲个不停,无法回应和维持他人开启的会话。此外,自闭症儿童对社交线索的观察和理解有困难,常不能理解和遵从社交规则,在社交情境中难以理解和使用这些规则来规范自己的行为。

(四)换位思考困难

换位思考是指儿童能设身处地地以他人的立场去理解他人的信念,以确定和理解他人的意图和行为。换位思考困难是自闭症儿童社会技能缺陷的核心问题,他们常常以自我为中心,不能站在他人的立场考虑问题,难以预测和理解他人的想法和行为,也无法理解自己的行为会如何影响他人。

在日常生活活动中,自闭症儿童换位思考能力的缺陷直接致使其与人交流困难,不能理解和做出符合社交情境的行为,也难以有效应对社交活动中出现的各种情况,从而导致他们在家庭、社区、学校的生活中,在和同侪的交往中屡屡遇挫。

(五)推理思考困难

推理能力是在已知信息知识的基础上,推论出新的结论,推论的结果通常是一种新知识。推理思考能力是儿童间接认识事物特点和规律的必要手段,是认知发展的一个重要标志。

自闭症儿童常以具象思维方式思考问题,较难理解和明白抽象的逻辑和推理概念,往往在需要推论时,错误理解所处的社交情境,表现出社交互动困难。例如,不能理解和正确使用言语中的隐喻、非规范性语言,难以理解他人言语的意图,理解社会问题和解决问题存在缺陷,做出推论(尤其是对社会情境中发生的事情)困难。因此,缺乏推理思考能力致使自闭症儿童在理解社交情境、解决社会问题及适应环境时面临困难。

二、社会技能缺陷的鉴别

社会技能干预的有效实施有赖于社会功能的能力水平评估、社会技能缺陷类型的鉴别。社会技能缺陷分为两种类型,即社会技能获得缺陷和社会技能表现缺陷。缺陷类型不同,指引我们选择不同的干预策略。

(一)社会技能获得缺陷

社会技能获得缺陷指的是儿童缺乏特定的技能或者行为,即儿童未拥有此技能,自然也就不能成功地使用此技能。例如,自闭症儿童可能不知道如何加入同侪的活动,因此,他们参与同侪的活动时方式不适当,常常受挫失败,不能和同侪一起游戏玩耍。

社会技能获得缺陷的干预是通过康复训练,教导自闭症儿童相应的社会技能,促进儿童建立和获得新的社会技能。自闭症儿童社会技能获得缺陷的干预策略主要包括想法泡泡、榜样示范、社会故事、角色扮演、行为演练等。

(二)社会技能表现缺陷

社会技能表现缺陷指的是儿童已经具有某种技能或者行为却无法展现出来,即儿童已经拥有这种社会技能,但因为某种原因而没有成功地表达出来。如某些自闭症儿童已经拥有参与同侪活动的技能,但由于某种原因致使他们表现出行为退缩,难以加入活动。

社会技能表现缺陷的干预就无须再去教导儿童该技能,而只是需要探究哪些因素阻碍了儿童展现该社会技能,从而消除这些影响因素。自闭症儿童社会技能表现缺陷的干预策略主要包括行为增强策略、环境调整、游戏技巧、同侪媒介、促发社会行为等。

在临床康复工作中,当儿童因社会技能缺陷而表现出不当行为时,相当部分家长认为是儿童的表现缺陷所致,即儿童没有表现出需要的社会技能或行为的原因,是他们的状况不好、没有兴趣等。但我们的临床实践表明,大多数自闭症儿童的社会技能缺陷是属于获得缺陷。因此,在实施社会技能干预时,我们应专注于儿童社会技能的建立和发展。

三、社会技能的干预策略

社会技能干预是有效提高自闭症儿童社会技能的重要手段。目前,临床上社会技能的干预方法是多种多样的,分为单项技术和综合训练两类,主要的具体策略包括行为训练、认知行为干预、社会学习等理论取向,围绕改变儿童的社交环境、直接教导儿童社会技能、训练儿童相关技能等方面来开展。

(一)想法泡泡

想法泡泡技术是在人物的脑袋旁呈现泡泡,以泡泡里的内容来表示人物头脑里的想法,通常用实物图片或文字的方式呈现出来,简单明了,通俗易懂。想法泡泡技术是一种有效的干预策略,主要应用于教导自闭症儿童推测他人的心理或者换位思考。采用想法泡泡技术在干预自闭症儿童的情绪认识、理解他人想法等方面取得了较好的效果,且能够泛化到日常生活情境中。

临床上,开展想法泡泡训练活动时,要求自闭症儿童填写他人的"想法泡泡"(即描写这个人正在想什么)。填写的内容,可以引导儿童从听听他们在说什么,或是看看他们在做什么来决定。例如,妈妈给小明买了皮球,小明可能很开心,这时就要求儿童将小明的情绪特征填入想法泡泡中。想法泡泡可以用卡通图画或人的照片呈现。

(二)榜样示范

榜样示范是向儿童呈现真实的视频或录制视频(影片)的理想行为榜样,让儿童通过观察学习来获得技能。榜样示范是一种提升自闭症儿童社会互动技能的有效干预策略,不同于真实情境下的教学,它具有独特的优势,包括更加符合自闭症儿童的视觉学习优势的特征;干预时更易提高自闭症儿童的注意力;教导的内容标准且固定,更利于自闭症儿童模仿和习得目标行为或技能。

实施榜样示范时,主要操作步骤包括:

★选择一个模特,可以是同侪、成人或儿童自己(影片自我示范);

★确定要教导的技能,选择经由影片向儿童呈现的行为技巧或社会概念,一次将焦点放在1~2个行为技巧或概念上为宜;

★制订影片拍摄计划,需要决定呈现的行为是否需要在自然环境中拍摄,或是采用角色扮演;

★编辑制作,只编辑需要呈现的目标行为,形塑出模特有效的社会互动技巧。

在临床干预时,注意提供多个榜样从事理想行为、榜样表现多种行为以促进儿童反应的多样化、让儿童觉察到自己与榜样的相似性等,可以明显提高榜样示范的作用。研究表明,榜样示范对自闭症儿童社会技能的干预呈现正向、积极的效果,可以较好地促进儿童社会目标技能的获得。一般平均介入5次的训练课程,影片时长3分钟左右。

(三)社会故事

社会故事又称为社交故事,由康复师或家长针对自闭症儿童学习社会技能的需要,以简短的故事的形式,将其感到困难的社会情境撰写成故事,描述特定情境中的社会线索以及环境要求的适当反应,通过提示和引导教导儿童产生符合社会情境的行为、社交技巧和语言等,例如开启互动、和同侪一起玩游戏等,帮助他们在社会生活情境中能做出正确反应和适应生活。

社会故事是以认知为主的干预策略,通过视觉线索促进儿童将故事内容内化为自己的认知,同时凭借处方式的可预期的格式编写,让儿童易于练习和应用,以提高儿童的社会技能。采用社会故事干预自闭症儿童的目标主要包括:增加其正向的社会互动行为,如开启话题、提出请求、参与同侪活动、恰当回应他人、维持会话等；减少儿童的不适当社交互动行为，如过分亲密、攻击行为、发脾气、课堂干扰行为等；增进儿童的生活自理技能，例如洗手、刷牙、如厕、进餐、乘坐公共交通工具、穿行斑马线等。

在临床干预的实践中，社会故事应以儿童的生活经验为基础，以文字、图画、视频等方式描述不同的社会情境。社会故事可以和绘本配对使用，在图画中嵌入和突出拟定教导的技巧和概念，以视觉线索帮助自闭症儿童更好地感知和理解社交情境和社会规范。社会故事也可以和其他干预策略合并使用，如社会故事和角色扮演一并使用，即让自闭症儿童在阅读过社会故事后，实际练习故事中的技巧，这样会有更好的干预效果。

(四)角色扮演

角色扮演是儿童的一种主要游戏方式。在游戏中，儿童通过扮演不同的角色，将个人暂时置身于角色的社会位置，并按照这一角色的要求表现自己的行为，以增进儿童对他人情感和信念的理解。

对自闭症儿童的干预通常在一个结构化环境中进行，让他们通过表演或模拟活动来练习新习得的技巧，或是曾经学过但很难表现出来的技巧。采用角色扮演策略教导自闭症儿童习得的社会互动技巧主要包括开启互动、回应他人、来回对话、非语言沟通和社会规则等。角色扮演也可以用来加强教导特定的社会规则，例如怎样和人打招呼、如何邀请他人参与活动，以及在活动中如何恰当地回应他人。

在临床训练活动中，教导自闭症儿童一个新的社交技巧或概念，一般需要5次角色扮演重复练习；而在练习曾经学习过的技巧或概念时，常常只需要3次角色扮演重复练习。而且，应视需要给予儿童提示，以确保在角色扮演期间，儿童能成功地表现出该技巧。在实施角色扮演时，重复性演练是关键性的临床操作方法,当儿童的行为表现没有明显的错误时,就是结束训练的时机。应该注意的是,角色扮演的剧本内容应以儿童经常遇到的状况为基础,并鼓励儿童将习得的社交技巧应用到社会真实情境中。

(五)综合训练法

在临床康复工作中,对自闭症儿童的社会技能进行干预时,应将各种单项技术联合起来协同使用。一般说来,将多种训练技术联合使用能明显增加干预作用的强度。这种"社会技能综合训练组合"采用的主要训练策略包括榜样示范、行为演练、角色扮演、社会故事、行为反馈、社会性强化,以及家庭和社区泛化等。

针对自闭症儿童的特定社会技能缺陷,使用综合训练法进行干预时应对行为的训练进行指导。训练指导包括向儿童进行清晰的讲解、行为演练、强化正确反应并指出缺点的反馈。例如,为了培养儿童如何向他人提出请求,可以设置一个特定的情境,提供一个理想的语句作为样板,随后进行模拟演练,及时提供行为反馈,强化正向行为反应并指出哪些行为反应还需要改变。

运用综合训练法对自闭症儿童的社会技能进行训练,可根据其缺陷提出多个训练单元。这些训练单元可按难易的方式排列。开始的单元只训练比较简单的社会技能,随后的训练内容是以简单技能为基础构成的复杂技能。每个单元的训练程式包括3个主要环节:

1.活动说明

向儿童解释要进行的活动,呈现榜样示范,描述社交情境和正确反应,说明要训练的目标行为的基本内容及要求,以帮助儿童理解。

2.行为演练

按照儿童练习的脚本,由康复师组织儿童开展角色扮演的训练活动。在行为演练时,根据儿童的表现可给予提示、言语指导或示范。

3.行为反馈

在行为演练过程中,应及时对儿童的正确行为进行正向反馈,鼓励其自发参与行为演练。活动结束后,应将活动中儿童的行为表现向其反馈,并对儿童的积极表现和正向行为给予鼓励和强化,同时指出存在的问题。

每一个社交技巧单元一般需要训练5次,每次训练时间需要50~60分钟。应该强调的是,每个训练单元结尾都应指定家庭练习任务,以促进儿童新习得的技能在家庭和社区环境中的应用。

四、社会技能训练后的泛化

社会技能训练的目标是让自闭症儿童获得新的社交技巧,并在训练环境之外的适当情境中使用这些技能。临床康复实践表明,自闭症儿童经过训练习得的社交技巧在训练课堂上能够表现出来,但在家庭或其他社区情境中会出现困难。由于自闭症儿童的迁移能力不好,因此不能期待某种社会技能教给儿童之后他们就会在日常生活情境中使用该技能。为了维持训练效果和促进习得社会技能跨情境的泛化,应注意以下方面。

(一)训练情境多样化

针对自闭症儿童生活中可能遇到的真实情境进行训练,如让儿童进行多种角色扮演,训练情境尽可能接近真实生活,这样儿童习得的技能就越可能泛化到真实的社会情境中。

(二)教导儿童多样化的行为反应

自闭症儿童的行为较刻板,认知灵活性也有明显缺陷,所以他们在面临问题时常常只会用一种方式做出反应。而每一种社会技能都可以有不同的具体反应方式,儿童习得的反应越是多种多样,在遇到同类的问题时表现出适当的行为反应的可能性就越大。

(三)发挥同侪的积极作用

可以通过多种方式将儿童的同伴结合到训练活动中,如让乐于与自闭症儿童交往的儿童共同参与训练活动;将同伴作为角色榜样的示范,如促使同伴适当地对自闭症儿童开启互动或做出社会反应。

(四)注意强化

要鼓励儿童在训练场所之外的日常生活情境中练习获得的社会技能。当他们表现出正确的社会技能时,家长或康复师能及时提供强化。

第五章
共同注意干预

社会交往障碍是儿童自闭症的核心症状,而共同注意缺陷是自闭症儿童最早表现出来的社会交往障碍的症状。通过与成人建立共同注意行为,儿童逐渐理解他人的意图,同时也逐渐学会利用手势、眼睛朝向等手段吸引他人的注意,这对儿童的语言、游戏技能、情感表达等社会性认知能力的发展具有十分重要的意义。儿童早期的共同注意能力可以预测未来社会性能力的发展,因此,共同注意缺陷是自闭症儿童社交沟通能力的核心缺陷,共同注意干预对于改善自闭症儿童的社交沟通能力起着极为重要的作用。

第一节 关于共同注意

一、共同注意的概念

共同注意(Joint Attention)又称联合注意能力,是指个体借助手势、眼睛朝向、语言等与他人共同关注某一事件或物体。共同注意是儿童早期社会性能力发展的里程碑。形成共同注意是儿童进行信息表征所必须具备的条件,也是儿童心灵解读技能发展的前提。儿童通过与他人建立共同注意行为,实现与他人的信息分享,这对他们的社交沟通、语言发展、游戏技能、情绪理解等能力的发展有着非常重要的作用。

二、共同注意的类型

根据共同注意的表现形式,Jones 和 Carr 将共同注意分为两种类型:反应式共同注意(RJA)和发起式共同注意(IJA)。

(一)反应式共同注意

反应式共同注意指儿童对他人发起的眼神注视或手指指示做出回应,以分享其对事或物的兴趣,包括眼神注视、注视跟随、手指指示跟随等行为。例如,婴儿的共同注意行为其实就是反应式共同注意:父母给婴儿指示物品,这一行为就是父母发起了婴儿的注意;而婴儿顺着父母手指的方向望去则是婴儿跟随了父母的指示,即追视目标物;随后婴儿回头看父母,和父母有眼神交换、对父母发出嘟囔声,或再转头看目标物并手指目标物,这就是对父母发起的指示做出了回应。这3个环节便组成了一个完整的反应式共同注意。可见,反应式共同注意是需要对他人发起的行为做出理解和回应,是跟随他人目前所注意事物的能力。

反应式共同注意分高、低两种层次,对指向近处物体的眼神追视或跟随指示是低层次的反应式共同注意,而对指向远处物体的眼神追视或跟随指示是高层次的反应式共同注意。

(二)发起式共同注意

发起式共同注意是指儿童主动引发他人对其感兴趣的物体或人的注意,包括眼神注视、注视交替、手指指示、主动展示等行为。比如,父母抱着幼儿在街上行走,此时一辆公交车从远处开来,幼儿注意到了公交车,于是就很激动地在父母怀里跳,并用手指着公交车;几乎同时,幼儿会看向父母,或嘴里喊"车车",

然后再次快速地注视公交车；当父母看到了幼儿的手势和听到了幼儿所说的"车车"这个词语时，父母也会附和幼儿说"哇，车车来了"。这一系列行为则组成了一个完整的发起式共同注意，即幼儿引起了父母对公交车的注意，并向父母分享了他所感兴趣的、令他高兴的事物。由此可见，发起式共同注意是幼儿意愿的主动分享与表达，是将他人的注意引导至幼儿自己目前所注意的事物上的能力。

幼儿的发起式共同注意，特别是以手势来进行表达的发起式共同注意，主要有陈述和命令的功能。如前面所举例的幼儿看见公交车时发起的共同注意，就是具备陈述功能。幼儿发起共同注意的目的是告诉父母"看，那里有公交车"，这体现了幼儿发起的社会性交流，幼儿在和照顾者分享信息与经验。有时幼儿会主动使用眼神接触（Eye Contact）、伸手探物（Reach）、请求（Appeal）、指示（Pointing）和给予（Giving），引发他人帮助自己得到物品或实现愿望的技能。如幼儿看到柜子上的食物，想要吃而自己又够不着时，就会看向爸爸妈妈，向爸爸妈妈指食物，并且说"宝宝吃"，这一系列行为就是典型的具有命令祈使功能的发起式共同注意。

发起式共同注意也分为高低两种层次，对他人操作物体时的眼神接触或眼神在物体与他人间来回交替是低层次发起式共同注意，以分享为目的的手指指示和主动展示是高层次的发起式共同注意。

三、正常儿童共同注意的发展

婴儿出生3个月左右开始出现两者间的互动；6~7个月时能够追随养育者的视线，一起注视某一事物，在被叫到名字时会有转头现象；10~12个月时，婴儿开始出现指点行为。到12个月左右，婴儿就能更多地响应成人发起的共同注意,即反应式共同注意:当成人转换视线(转动头部朝向某物),同时伴有手指指示等交流性手势时,婴儿能够跟随成人的注意转换注意对象,并在物体—成人—物体之间切换注视。在1岁半以前,婴儿的共同注意都是指向周围环境的事或物,以双方互动的形式发展。

在1岁以后,幼儿开始主动发起共同注意。当有趣的事物出现时,幼儿会寻找与之分享的人,使用手指指示和展示等手势,并伴随注视切换来发起共同注意。幼儿的发起式共同注意最初是以非言语性的形式发展的,如用手指指示或发出一些嘟囔声;随后他们的发起式共同注意会逐渐过渡到以言语的形式为主,如使用一些简单的字或词汇来吸引成人的注意。在1岁半左右,幼儿已经能够很好地完成发起式共同注意了。

四、共同注意对儿童相关能力发展的作用

(一)共同注意与语言能力

共同注意对语言能力的发展存在预测性,是影响语言能力发展的重要因素。研究者认为,儿童会使用共同注意能力获得环境中有利于语言发展的某些线索,也能提供互动过程中的共享经验,进而促进语言发展。如Carpenter等人的研究发现,9个月的婴儿与照顾者维持在共同注意状态下的时间长度,能预测其后续语言能力的发展。Mundy等人的研究发现,儿童在不同测验上的语言能力都与其9个月时的反应式共同注意、18个月时的发起式共同注意显著相关。其中,手指指示、主动展示等高层次的发起式共同注意能预测儿童的表达性语言,反应式共同注意能预测儿童的表达性与接受性语言。

(二)共同注意与模仿能力

模仿是一种日常生活中极其常见的行为,涉及认知过程中的重要心理成分,即注意到他人的行为并具有跟随动机。通过模仿,我们不仅可以与他人进行有效的互动与沟通,而且可以迅速地掌握各种技能。共同注意中的眼神追视、手指指示跟随和主动手指指示均与模仿能力有显著的相关。共同注意的发展对模仿能力有一定的预测作用。有研究表明,共同注意与模仿能力呈显著正相关,婴儿早期的共同注意中包含的眼神注视行为、情感交流更是能预测后期的模仿能力。

(三)共同注意与社交能力

共同注意能够促进社会交往能力的发展。Sullivan等人的研究表明,共同注意与儿童的社会适应行为、同伴间的互动游戏等社会互动能力显著相关,其中反应式共同注意体现儿童对他人意图和注意焦点的理解,发起式共同注意体现儿童主动社会交往的动机;高层次的发起式共同注意与反应式共同注意与社会交往能力具有更高的相关性。

第二节 自闭症儿童共同注意的临床特征

自闭症儿童共同注意的发展与健康儿童相比,存在各方面的发展滞后甚至是缺陷;更重要的是,和正常儿童相比,自闭症儿童的两类共同注意的发展顺序是不一样的。一项纵向研究发现,正常儿童的社会沟通能力出现顺序为:发起式共同注意、反应式共同注意、模仿、他人导向游戏及语言能力;而自闭症儿童的发展顺序为:物体模仿、动作模仿、语言、他人主导的游戏、反应式共同注意与发起式共同注意。

一、自闭症儿童反应式共同注意的特点

在4~6个月时,正常儿童通常会出现明显的社会性注意的偏好,如更喜欢注视人脸,但自闭症儿童却没有表现出对社会性刺激的注意偏好。到1岁左右,自闭症儿童的反应式共同注意行为明显少于正常儿童,他们注视物体多于注视人;直到20个月左右,自闭症儿童才出现短暂的看人行为,但仍无法追随他人视线看向其他人或物体。

随着自闭症儿童认知的逐渐发展,他们能够被动地响应成人发起的共同注意,但与正常儿童相比仍存在缺陷。Mundy等人发现,心理年龄(Mental Age)为17个月的自闭症儿童的反应式和发起式共同注意都存在明显缺陷;而心理年龄为30个月的自闭症儿童,他们在反应式共同注意上的表现(注视跟随、手指指示跟随)与健康儿童相似,但发起式共同注意仍然较差。

二、自闭症儿童发起式共同注意的特点

自闭症儿童的共同注意障碍以发起式共同注意缺陷为主,主要表现为很少能用手指指示行为或向对方主动展示自己感兴趣的对象(如玩具等),也很少与成人进行眼神接触。研究发现,自闭症儿童的发起式共同注意从婴幼儿时期到青春期始终存在缺陷。

在1岁左右,自闭症儿童的发起式共同注意行为几乎为零。然而,研究发现,自闭症儿童虽然不能运用手势及注视切换等来与他人分享和展示兴趣点,但相对而言他们在祈使行为上似乎不存在困难,能够运用手势(如拉、拖,而非指示)和注视切换来获得物品和协助。这表明,自闭症儿童在具有社交功能的叙述式手势上有明显缺陷,非社交功能的祈使式手势缺陷相对较少。可见,自闭症儿童共同注意的发展更多的是有目的性的,而不是为了与人分享兴趣和信息。

表3　自闭症儿童和健康儿童共同注意发展的年龄特征

	4~6个月	9个月左右	12个月之前(1岁末期)	12~14个月	18个月左右	2岁以后
正常儿童	生物神经基础准备就绪;开始发展共同注意信息加工系统	开始参与共同注意,行为指向周围环境中的事或物	多以RJA形式互动;开始发展IJA;逐渐产生言语性共同注意	能够灵活地进行注视跟随或转换;能够利用手指指示、展示等进行IJA行为	能够很好地进行协调性共同注意	分享兴趣;在此基础上发展、学习其他更为复杂的技能

续表

	4-6个月	9个月左右	12个月之前（1岁末期）	12-14个月	18个月左右	2岁以后
自闭症儿童	神经发育异常	RJA显著低于正常水平,更多的是不回应,要接触或轻拍才能唤起其注意	可发起祈使行为,但RJA仍显著落后;手指指示相对更容易唤起其JA	IJA行为几乎为零;RJA行为很少,维持时间仅1~2秒;视物多于视人	IJA缺陷愈发显著;可被动响应成人发起的JA,却没有任何参照注视行为	在认知水平达到30~36月龄后,RJA表现趋于正常;IJA缺陷始终存在

三、共同注意缺陷对自闭症儿童的影响

(一)对自闭症儿童语言发展的影响

自闭症儿童共同注意与语言的发展具有相关关系。有研究发现,自闭症儿童的反应式共同注意能预测接受性语言能力,而发起式共同注意能预测表达性语言能力。同时,干预研究也显示,自闭症儿童的发起式共同注意和初始的表达性语言水平越高,干预对语言功能改善的作用越大;对共同注意的干预有助于提高其语言表达能力。

(二)对自闭症儿童社交技能的影响

共同注意又是儿童社会认知和社会交往能力发展的重要基石。Sullivan和Mundy等人的研究表明,共同注意与儿童的社会适应行为、同伴间的互动游戏等社会互动能力呈现显著的相关性,其中反应式共同注意与儿童的社会互动能力具有正相关,而与退缩行为具有负相关;高层次的发起式共同注意与反应式共同注意与社会交往能力的相关更为紧密。因此,自闭症儿童的共同注意能力发展滞后或受阻对他们社会交往能力的发展有非常大的影响。

第三节　自闭症儿童共同注意的干预

共同注意是儿童的社会认知和社会交往能力发展的基础,也是语言、情绪、执行功能等重要能力发展的基础。对自闭症儿童共同注意的干预一直以来都是临床康复工作中的重点关注问题。共同注意干预的实施主体常常是临床康复师,但近年来有越来越多的研究也鼓励自闭症儿童的父母作为干预的主要实施者,以此来推动干预效果的维持和在自然情境中的迁移。

一、共同注意干预的主要方法

(一)回合式教学法

回合式教学法(Discrete Trial Training,DTT),又称单一尝试教学法,是由Lovaas 和 Koegel 提出的、自闭症儿童干预训练中最常使用的一种方法。它是一种指导式干预,是指干预者在一个较封闭的环境中,以一对一的方式开展的儿童自闭症障碍等发展性障碍的干预方式。

回合式教学法在教学环境、干预内容和训练程序等方面具有高度结构化特征。首先,结构化的教学环境是指训练环境相对封闭,训练环境中的教具布置有严格要求,训练区域按特定功能明确划分,家长不能参与训练过程;其次,结构化的干预内容是指有明确的教学目的、干预目标和活动结构,通过将一系列特定行为分解为小的单元,以儿童的兴趣物作为强化物,逐项开展每个小的行为单元的训练,以此提升自闭症儿童的某项行为及技能;结构化的训练程序是指训练按照"指令→反应→强化→停顿"的程序展开,干预者使用提示帮助儿童注意到刺激,引入强化机制帮助儿童在刺激与反应之间建立联系。

(二)关键技能训练法

关键技能训练法又称核心反应训练法,是由 Koegel 和 Schreibman 于 20 世纪 80 年代首次提出,是一种由应用行为分析原理发展而来的干预策略。该方法强调以尊重儿童兴趣、引发儿童动机为首要目标,以引起儿童自然发生的行为为导向,以儿童的主动性的反应为教学原则。干预者要在自然情境中激发自闭症儿童的动机,在儿童主导的探索性游戏活动中进行干预。

关键技能训练法在教学环境、干预内容和训练程序上具有更情境化的特征。首先,在教学环境上,通常选择自然环境,干预场景是一个多样化的社会交往群体,场景的设置是自然发生或者动机激励的;其次,在干预内容上,并无特定的干预目标行为,而是通过自然情境及提高儿童动机来帮助自闭症儿童习得关键性技能,提升自我能力,促进泛化,同时强调家长参与的随机干预;最后,在训练程序上,注重动机和多重线索的引入,允许儿童在拥有较多刺激的环境中选取特定的刺激与干预程序,同时引导儿童注意其所关注物品的多方面线索特征,通过完成多线索反应任务,使自闭症儿童学会对环境中的多线索刺激做出反应。

(三)综合性干预

既往的共同注意干预常常采用某一种单一方法进行干预,但研究发现,单一的方法往往对自闭症儿童的共同注意提升效果有限,且不利于迁移和泛化。研究显示,回合式教学法可以在一定程度上提升自闭症儿童的反应式共同注意,但发起式共同注意的提升效果并不明显,并且当干预结束后,维持效果和迁移效果较差。而关键反应训练法虽然强调跟随儿童在自然情境中的反应,给自闭症儿童提供多重线索,但对于症状较重的儿童而言,特别是当儿童缺乏共同注意、模仿能力等核心技能时，此方法的效果较差。因此，近年来关于共同注意和临床实践的结果表明，采用综合干预的方法，使用多种技术进行干预，临床成效更佳。例如，在关键反应训练的基础上，结合发展反应取向的训练模式即依照自闭症儿童共同注意的发展顺序来干预，他们在共同注意的目标行为上有很大的提升。

二、共同注意干预的目标行为

在自闭症儿童共同注意的干预中，有三类重要的目标行为：眼神注视、手指指示和主动展示。

（一）眼神注视

眼神注视是指儿童注视他人的眼睛或面孔，或将目光停留在对方脸部的一种互动行为，是一种眼神接触。眼神注视是社会沟通能力中的关键行为，而自闭症儿童对眼神注视线索的注意加工存在明显缺陷。眼神注视包括眼神交替和眼神追视。眼神交替是指儿童注视的对象交替于人或物体之间；眼神追视是指儿童的视线跟随对方的视线，看向对方想要分享的人或者事物的方向，其中前者属于主动性注视，后者属于反应性注视。

眼神注视常采用中断活动和模仿两种干预方法。中断活动是指在评估了儿童能力与兴趣的基础上，由干预者主导，带领儿童完成的结构性活动，其中活动反复进行以建立规律性，再借由中断技巧，吸引儿童的眼神注视行为。如训练者在和儿童玩吹泡泡活动中，当训练者发现儿童对这个活动颇感兴趣时，可以停止该活动，以此来吸引儿童对训练者进行眼神注视。模仿是指训练者在干预过程中做出与自闭症儿童同样的声音、表情和动作，以增加儿童的眼神注视行为。中断活动可以结合回合式教学法或关键技能训练法进行展开,而模仿更多地应用于关键技能训练法中。研究表明,这两种干预方法的干预效果均显著。

(二)手指指示

手指指示是儿童用手指指向某个物品或某个身体部位,分为反应性和主动性手指指示两种。反应性手指指示是指在他人的某种提示下,儿童用手指指示的方式引起他人注意,或者当大人用手指指向新奇或儿童感兴趣的人、事、物时,儿童能跟随着大人所指示的方向,看向大人注意的人、事或物;主动性手指指示是指未经他人的任何提示,儿童主动用手指指示的方式引起他人的注意。

研究发现,对自闭症儿童实施反应性手指指示和主动性手指指示的干预时,反应性手指指示的干预效果显著,但主动性手指指示的干预效果较差。而且,当手指指示结合眼神注视同时干预时,对提高自闭症儿童的社交能力有更好的效果。

(三)主动展示

主动展示属于发起式共同注意。对于年幼的儿童而言,主动展示的具体表现常是幼儿将兴趣物拿至成人面前并眼睛看向成人的行为。研究发现,对自闭症儿童的主动展示行为的干预效果较差。在训练情境中,自闭症儿童的主动展示行为较难发现,一般是在干预者表达出要求后出现的类似行为,并非儿童自己主动发起的展示,且其中较少包含分享的意义。主动展示行为宜采用干预者的适当提示来引发。

三、共同注意的干预模式

不同自闭症儿童的临床症状差别非常大。对于临床症状较重的自闭症儿童而言,他们可能很难在自然情境下自发出现共同注意行为,因此需要单独为他们设置共同注意目标行为并进行有计划的干预。而对于临床症状较轻的自闭症儿童而言,他们可能在自然情境下出现自发的共同注意行为,这就需要进一步稳定他们既有的目标行为和促进其更高阶的共同注意行为的发展。在整合了发展反应取向、交流支持互动取向和合并取向等干预取向,结合儿童中心游戏治疗和行为治疗的基本原理后,我们提出了自闭症儿童共同注意的"整合式核心目标干预模式"。

(一)干预模型

根据自闭症儿童共同注意的发展规律,基于对自闭症儿童共同注意的心理发展水平和临床症状评估,我们制定了多个发展目标分层干预的方案,在结构化和自然情境化双维度上选取合适的层次进行介入,并采用回合式训练和关键技能训练两种干预策略实施干预。结构化是指在干预时要设置目标行为,并围绕目标行为进行有计划的干预;自然情境化是指干预的环境(包括干预中心的设置)应接近自闭症儿童的真实日常生活。

干预模型包括3个可介入的层级:(1)高结构化—低自然情境,在此层级中以回合式训练为主;(2)高结构化—高自然情境化,在此层级中联合回合式训练和关键反应训练;(3)低结构化—高自然情境化,在此层级中以关键反应训练为主。

(二)共同注意的干预内容

整合式核心目标干预模式的干预内容包括4个部分,分别是先备能力、反应式共同注意、发起式共同注意和平行能力。

1.先备能力

先备能力是指在干预共同注意的核心目标行为之前,自闭症儿童需要具备的基础能力,这些能力有助于自闭症儿童更好地获得共同注意核心目标行为。先备能力包括:参与他人主导的游戏、基本的回应行为、注意到成人伙伴、听从简单指令和模仿等。

(1)参与他人主导的游戏

这是指自闭症儿童能在训练师的指导下,不抗拒、不抵触训练师引导他们游戏,以便训练师和自闭症儿童建立良好关系。

(2)基本的回应行为

当训练师对自闭症儿童发出动作、语音和语言信息后,他们能对这些信息做出基本回应,包括注视、表情与姿势变化、声音变化等。

(3)注意到成人伙伴

这是指当训练师出现、拿出或变更玩具、做出活动变化、姿势与声音明显变化时,自闭症儿童能有基本的回应行为。

(4)听从简单的指令

训练师发出单一的、明确的言语指令(可伴随手势),自闭症儿童跟随指令做出反应并有基本的回应行为。

(5)模仿

当训练师发出动作和语音、语言信息后,自闭症儿童能做出模仿训练师的动作与语音、语言信息的行为(模仿正确或不正确均可)。

2. 反应式共同注意

反应式共同注意是共同注意的核心目标行为之一,它是指儿童对他人发起的眼神注视或手指指示做出回应,以分享对事或物的兴趣,包括注视跟随、手指指示跟随等行为。

第一部分先备能力训练对自闭症儿童的社交互动进行了基础性干预,但这部分干预的社交互动性并不高,不能达到反应式共同注意所要求的能力水平。因此,在第二部分中要继续开展自闭症儿童反应式共同注意的干预,以增进其社交互动能力。

第二部分反应式共同注意的干预包括近距离和远距离的共同注意干预,将分别通过语音和语言等听觉信息、身体活动等动觉信息、眼神表情等视觉信息以及多通道整合信息进行近—远距离的反应式共同注意的干预。

3. 发起式共同注意

发起式共同注意是指儿童主动引起他人对其感兴趣的事物的注意,包括眼神注视、注视交替、手指指示、主动展示等行为。

4. 平行能力

平行能力是指与目标能力同步发展,且与目标能力相关、可能促进目标能力的其他能力。对于正常发展的儿童而言,共同注意的发展在1岁半以前就已经成熟,而注意力则会持续发展直到童年时期。从这点来看注意力并非共同注意的平行能力。但对于自闭症儿童来说,他们的注意力却会影响其他能力的干预训练效果。对于一些功能较好的自闭症儿童而言,他们的共同注意能力经干预后可以得到较大的改善,但是他们可能会因为注意力较差而影响干预效果。因此,对注意力的干预可以辅助提高其他能力的干预效果。

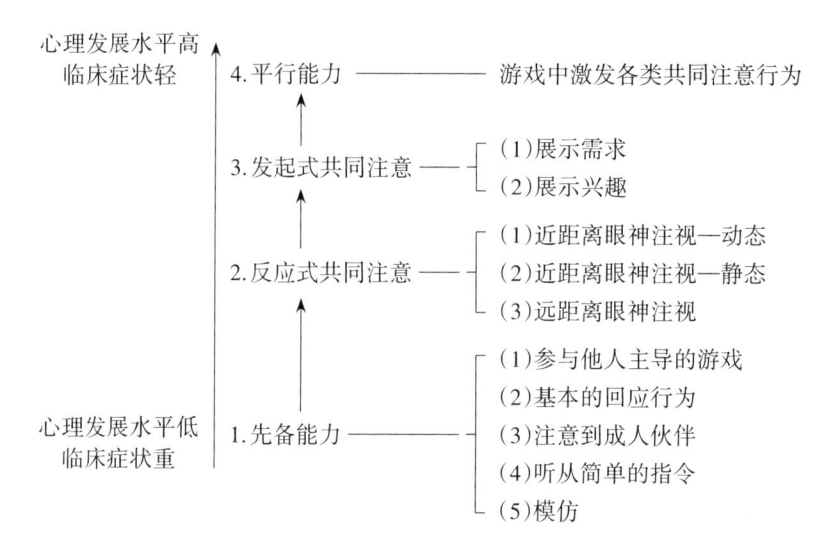

```
心理发展水平高
临床症状轻       ↑  4.平行能力 ——————— 游戏中激发各类共同注意行为
                 │        ↑
                 │                          ┌ (1)展示需求
                 │     3.发起式共同注意 ────┤
                 │                          └ (2)展示兴趣
                 │        ↑
                 │                          ┌ (1)近距离眼神注视—动态
                 │     2.反应式共同注意 ────┤ (2)近距离眼神注视—静态
                 │                          └ (3)远距离眼神注视
                 │        ↑
                 │                          ┌ (1)参与他人主导的游戏
                 │                          │ (2)基本的回应行为
心理发展水平低   │     1.先备能力 ──────────┤ (3)注意到成人伙伴
临床症状重       │                          │ (4)听从简单的指令
                 │                          └ (5)模仿
```

图1 "整合式核心目标干预模式"的干预内容

第六章
心灵解读技能干预

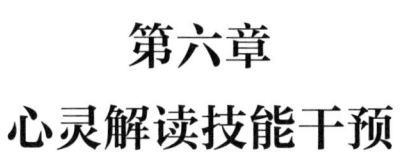

近年来,随着儿童自闭症研究的深入和发展,越来越多的研究都表明,心灵解读技能缺陷是自闭症儿童社交障碍发生的重要神经心理学机制,目前具有循证基础,针对自闭症儿童的社交、沟通及行为技能缺陷的干预治疗不少,但罕有针对改善儿童心灵解读技能缺陷和促进其发展的系统化临床干预。与正常儿童相比,自闭症儿童即使为高功能自闭症儿童,他们的心灵解读技能的发展也表现出缺损或滞后,这使得其缺乏恰当的社会技能,无法正常地与人交流,难以融入家庭、社区和学校的生活。开展自闭症儿童心灵解读技能的干预,对提升他们的社会技能具有重要的意义。

第一节 关于心灵解读

一、心灵解读的概念

心灵解读又称心理理论,其概念是由 Premack 和 Woodruff 在研究黑猩猩时率先提出来的,他们采用"意外转移"的方法来探讨黑猩猩是否具有心灵解读能力。Wimmer 和 Perner 在 1983 年将心灵解读的研究推广到人类个体,他们采用"意外转移"的研究范式来测查幼儿对于错误信念(False Belief)的理解情况。此后,许多研究者采用不同的方法来研究儿童心灵解读,有关心灵解读的概念也得到不断的丰富和发展。Astington 认为心灵解读是个体对他人心理状态的认识,以及对他人行为和其心理状态之间关系的推理或认知。Happe 则认为心灵解读是对自我和他人的心理状态的认识,并据此对其相应行为作出因果性的预测和解释。虽然对心灵解读内涵的界定一直颇具争议,但是目前较为统一的看法是:心灵解读是指个体理解自我和他人的愿望、意图和信念等心理状态,并依此对行为做出解释和预测的能力。这种能力之所以被称为理论,是由于这种能力可以为他人和自己具体的心理状态提供因果性的解释,对他人不可观测的心理状态进行预测,从而对其行为作出预测,具备了科学理论的一般特点。

二、儿童心灵解读能力的发展

目前研究者们对婴儿是否具有心灵解读能力还存在着争议,但人们在婴儿时期的确表现出了某种心灵解读的前兆。到2岁以后,儿童逐步地获得更多的心灵解读能力。下面将近年来该研究领域中的一些主要的相关成果做简单的介绍。

(一)儿童愿望、信念及相关表征的发展

Wellman认为人类的心灵解读是基于信念—愿望的推理。我们解释、预测个体的行为都是基于我们对他们愿望和信念的理解,也就是推测他人的想法、愿望、目的、观念、知识等。

2岁左右的儿童开始获得愿望心理学(Desire Psychology)。这种愿望心理学包含愿望、知觉、情绪、行为和结果之间简单的因果关系。在这个阶段,儿童最主要的特点就是对自己及别人的心理几乎都是以愿望为评定标准。在愿望心理学阶段,除了对简单愿望的理解,还包括对简单情绪和简单知觉经验或注意的最初观念。到儿童3岁的时候,他们开始进入愿望—信念心理学(Desire-Belief Psychology)阶段。儿童开始自发地谈及愿望、思想和信念;他们也能够掌

握一些运用信念来推测行为的基本原则,如3岁的儿童知道自己和他人可能会有不同的信念,行为是由信念指导的。虽然此时儿童对信念有初步的理解,但是他们对自己及别人的行为仍以愿望而非信念为标准来解释。比如3岁儿童不能通过意外地点任务。大约到4岁的时候,儿童获得了类似于成人的信念—愿望心理学(Belief-Desire Psychology)。他们开始综合信念和愿望等因素对自己和别人的行为进行推断。4岁儿童不仅能通过错误信念任务,也能通过外表—真实任务。这表明他们在此阶段获得了某种心理表征理论,认识到事物可能以不同的方式加以表征。这一突破性的发展对儿童获得心灵解读领域中的其他能力有重要的意义。

(二)儿童的假装理解

研究发现2~4岁的儿童能够辨认假装,能够自发地做出假装行为。比如实验者拿着一只香蕉打电话,3岁的儿童能辨认出实验者是在假装打电话,而非真的打电话。虽然年幼儿童能够辨认出假装并做出假装行为,但他们能真正理解假装吗?关于这一点,目前研究还存在争论。Leslie认为2岁儿童的假装行为表明他们具有了元表征能力,能够认识到自己和他人的假装心理;而另一些研究者则认为,4岁以后的儿童才能对假装心理进行表征。

(三)儿童的意图理解

意图是儿童心灵解读的重要成分,它至少包含这样两个部分:一是目标所导向的个体的具体行动;二是对目标对象的一系列内心的表征,包括如何达到目标的计划,对计划能实现目标的信心,以及对实现目标的愿望。获得对意图的理解对于儿童的发展十分重要。首先,它帮助儿童理解人和动物与其他物体的不同,人们的大多数行为是自愿或者有某种意志的,它由意图产生并受到意图的推动。其次，对意图的理解对理解道德以及责任也是必需的。儿童必须学会把人们受到奖励或者责备看作人们所作出的行为是否有意图或者无意图的一个结果。最后，一些对意图的理解对于理解计划是必需的，因为计划是由意图构成的，这样的理解对儿童建立和执行计划都有帮助。

Green和Flavell的研究认为，儿童在3.5~4岁之间能达到对意图的理解。总之，目前的研究没有得出儿童获得意图理解的确切时间，但这个年龄应该早于皮亚杰时期认为的8岁，大致在3~5岁之间。

(四)儿童的欺骗能力

欺骗是人类的一项重要技能。对儿童欺骗的研究包括两个维度，一是指儿童问题行为中的"欺骗行为"，二是指儿童心灵解读中的"欺骗能力"。在后一研究领域中所谓的欺骗能力或欺骗，是指个体有意地培养他人的错误信念，以致使他人产生错误或进入某一误区的行为。从概念来看，最重要的因素就是意图使他人产生错误信念。

虽然多数研究发现4岁儿童具备欺骗能力，3岁儿童不具备，但对儿童何时获得欺骗能力，研究者们还有较大的分歧，而这一分歧的关键在于研究者们对儿童何时获得信念有不同的看法。"先天论"的支持者Macnamara认为，即使是还在父母怀抱中的婴孩也都拥有一定的心灵解读能力；"早期论"的支持者Leslie、Wellman等人认为儿童从2岁半开始就形成关于信念的信念，拥有了心灵解读能力和欺骗能力；"晚期论"的支持者Flavell、Perner及Wimmer认为，儿童只有到了4岁以后才可能形成关于信念的信念，拥有心灵解读，而2岁半的年幼儿童不能理解他人的错误信念，所以不能进行真正的欺骗。

(五)儿童对情绪状态的理解

Tager-Flusberg 和 Sullivan 提出了心灵解读的两成分模型,认为心灵解读包括社会认知成分和社会知觉成分。社会认知成分主要和认知加工系统有关,如与语言能力等关系密切,需要在头脑中对他人的心理状态进行表征和推理加工。社会知觉成分则属于人的知觉范畴,包括从他人的面部表情、声音和行为动作等信息中迅速判断其意图、情绪等心理状态,它可能主要和情绪系统有关,是一种内隐化的过程。按照心灵解读两成分的观点,对情绪状态的理解属于社会知觉成分。这一部分的发展要早于社会认知成分。近年来,研究者对儿童情绪状态的理解积累了以下的一些研究成果。

儿童心灵解读的社会知觉成分首先发展起来的就是面部表情的识别,大约在2岁甚至更小。面部表情是人们情绪的外在表现。对面部表情的识别反映出儿童能通过成人的表情推测他们的内部心理状态,但这只是一种简单的事件——对应的关系,而不涉及其他复杂的心理活动。随着儿童心理概念的丰富,他们能对自己和他人情绪产生的原因和线索做出推断,从而预测别人的情绪状态,指导自己做出正确的行为反应。2.5~3岁时起,儿童能够明白愿望与情绪的关系,他们知道愿望得到满足使他人高兴;反之则使他人难过。4岁儿童开始逐渐明白信念与情绪的关系,这种能力到6岁基本成熟。处于这一年龄段的儿童知道人们的行为是为了达到他们的目标,但如果他们对目标的信念是错误的,那么他们会到错误方向去寻求目标;而且人们感到高兴或悲伤是依赖于他们对能否获得想要客体的预期,不管预期是否符合现实的情境。在理解错误信念后,儿童明白同一事物可以有不同的表征,这也就促进了他们对冲突情绪的理解。

对冲突情绪的理解指儿童知道同一个客体可能会引发两种矛盾的情绪反

应,即积极的和消极的。6岁甚至更晚,儿童才能够明白同一客体可以引发两种及以上的混合情绪。

三、心灵解读技能对儿童发展的影响

心灵解读的发展影响儿童的社会性发展。儿童的心灵解读能力与其亲社会行为存在显著正相关,即心灵解读水平高的儿童更容易表现出帮助他人、与他人合作与共享、谦让他人等亲社会行为。儿童对于心理状态以及情绪的理解与同伴受欢迎程度呈正相关。心灵解读发展好的儿童在日常交往中更具有主动性,能更好地在同他人合作时倾听同伴的意见,从而更好地带领同伴共同完成游戏。反之,心灵解读发展尚不成熟的儿童,在交往中不善于将自己的观点完整准确地传达给同伴,同时也不善于理解、倾听他人的意见,站在他人的角度看待问题,在游戏过程中无法达到锻炼交往技能、提高人际关系的目的。

四、心灵解读发展的影响因素

儿童心灵解读的发展具有个体差异。影响儿童心灵解读发展的因素有很多,从对发展的影响作用来看,大致可以分为量和质两类影响因素。量的因素主要来源于家庭(主要包括家庭的规模、家庭中的语言交流方式)和儿童的假装游戏,这些因素会影响儿童心灵解读发展的速度;质的因素则主要包括执行功能、语言发展等,它们与心灵解读有深层次上的联系,不仅影响心灵解读的发展速度,更可以影响儿童心灵解读的获得与否。

(一)量的影响因素

家庭对儿童心灵解读的影响主要集中在家庭的规模和家庭的交流方式上。研究表明,儿童拥有兄弟姐妹的数量与其在错误信念任务上的得分存在显著的相关;在兄弟姐妹数量相同的情况下,拥有哥哥姐姐多的儿童比拥有弟弟妹妹多的儿童在错误信念任务上的得分高。

假装游戏是幼儿的主要游戏方式。在游戏中,儿童用身边已有的玩具来代替假想的玩具,通过扮演不同的角色来对不同的任务的心理状态进行表征,促使儿童理解心理和现实的区别。研究发现,儿童早期参与社会性假装游戏的次数与儿童对他人情感和信念的理解存在显著的相关;特别是儿童与兄弟姐妹之间的假装游戏的质量、数量和儿童的心灵解读有更高的相关。因此,经常参与假装游戏,可以促进儿童心灵解读的发展。

(二)质的影响因素

一定水平的语言能力是儿童获得心灵解读的先决条件。儿童语言能力的发展会影响他们心灵解读的获得与发展。如聋童的语言能力受损,他们的心灵解读发展也就相对滞后。

除了言语能力外,影响心灵解读发展的另一重要因素便是执行功能。执行功能是指个体的意识和行为进行监督和控制的各种操作过程,它包括了认知灵活性、计划能力和抑制控制等方面在内的多种高级认知加工能力。研究认为,执行功能是心灵解读发展所必需的。要获得心灵解读概念,需要儿童拥有反应思考和行为的能力,拥有将自我和知觉到的状态区分开的能力,拥有抑制突出的却又是错误的知识的能力。此外,心灵解读任务中包含了抑制控制、工作记忆等执行功能成分,儿童要很好地完成心灵解读任务必须首先拥有一定程度的执行功能。

第二节　自闭症儿童心灵解读的临床特征

一、自闭症儿童心灵解读的发展特征

有关自闭症儿童心灵解读的研究开始比较早,1985年Baron-Cohen等人最先通过错误信念任务对自闭症儿童和正常儿童心灵解读能力的差异进行了对比研究;随后国内外学者围绕自闭症儿童的心灵解读进行了一系列的研究。与正常发育儿童相比,自闭症儿童心灵解读技能的发展缺损或者滞后。研究将自闭症儿童与正常儿童、智力障碍儿童、发育迟缓儿童等在相同的心灵解读任务条件下进行对比,发现自闭症儿童心灵解读的各任务的通过率较低,且他们的通过率远远低于对照组,据此推论自闭症儿童的心灵解读发展水平远远落后于正常儿童。

最新研究显示,自闭症儿童心灵解读的发展会根据其临床症状的严重与否,呈现出缺失或滞后两种特点。一方面,低功能自闭症儿童的心灵解读发展受损,即这些儿童可能终生无法获得心灵解读能力;另一方面,高功能自闭症儿童的心灵解读能力发展缓慢并出现延迟,但当儿童的沟通能力达到一定的水平时,会获得某些心灵解读的能力。如智龄为4~6岁的高功能自闭症儿童虽然不能通过错误信念任务,但绝大部分(80%左右)的智龄为11岁的高功能自闭症儿童则能通过错误信念任务。研究还发现高功能自闭症儿童心灵解读的发展速率与正常儿童相比没有显著差异,但在心灵解读各成分上的发展顺序可能存在一些不同,如Peterson等人发现高功能自闭症儿童和正常儿童在心灵解读量表中的区分愿望、区分信念、知识理解这三种心灵解读成分的发展顺序一致,但隐藏情绪和错误信念这两种心灵解读成分的发展顺序存在差异。

自闭症儿童的心灵解读能力除受到自身临床症状的影响外,也受到父母心灵解读水平、亲子互动等因素的影响。对自闭症和正常儿童父母的心灵解读进行实验研究发现,自闭症儿童父母的心灵解读能力差于正常儿童的父母;在亲子阅读中,自闭症儿童的母亲使用心理词汇的频率显著少于正常组。这些研究对自闭症儿童的家居训练指导有重要意义,即启发我们在家居训练中父母可以通过创设更多的使用心灵解读能力的情境,来提升自闭症儿童相应的能力。

　　心灵解读能力对自闭症儿童的心理发展有重大意义,该能力与自闭症儿童的社会交往障碍、刻板行为和局限性兴趣相关。如研究显示,自闭症儿童的心灵解读能力会影响他们的社交能力,心灵解读能力强的自闭症儿童通常在社会交往中有更好的表现。Baron-Cohen等人提出心灵解读缺损假说来解释自闭症儿童的三大核心症状缺陷。他们认为,正是由于自闭症儿童在推测他人愿望、信念、意图、情绪等的能力上低于正常儿童,才造成自闭症儿童社会、交流以及想象三大障碍。首先,自闭症儿童无法根据自身或他人的心理状态对社会行为做出正确解释,从而造成其社会障碍;其次,由于自闭症儿童无法认识到自身和他人的心理状态之间的差异,从而缺乏交流动机造成交流障碍;最后,由于自闭症儿童缺乏表征心理世界与现实世界之间差异的能力,而这种表征能力又是个体进行想象所必需的,因此造成其想象障碍。

二、心灵解读缺陷对自闭症儿童的影响

　　心灵解读缺陷导致了自闭症儿童社会交往能力异常,使他们缺乏恰当的社会交往技能,无法正常地与人交流,更难以融入家庭、学校、社区等。

　　从社会知觉方面来说,心灵解读技能的缺损导致自闭症儿童在面孔与情绪识别、行为意图的理解等方面存在异常。当他们与人交流时,由于不能理解他

人的情绪和心理，所以对尴尬、内疚等复杂的情绪识别困难，不理解他人行为背后的原因，不能理解他人的心理活动。

从社会认知方面来说，他们在信念的理解、假装等方面出现困难。常常以自我为中心，在不同的社交场合用同一种行为模式进行应对；不能预测他人的想法和行为，不能站在他人的立场考虑问题，不能识别他人的欺骗行为，更不能理解讽刺、隐喻、反语等。

在日常生活中，心灵解读技能的缺损直接导致自闭症儿童对熟悉或陌生的人缺乏相应的反应，不能理解和做出符合社交情境的行为，也不能灵活应对社交场合出现的各种情况，从而导致他们在家庭、学校的生活中，在与同侪的交往中屡遭挫折。

所以，在综合性干预自闭症儿童时，同时进行心灵解读能力的系统化训练，对减少自闭症儿童与其他人进行交往和相互理解的障碍，帮助其融入正常的社会生活，具有重要的意义。

第三节 自闭症儿童心灵解读技能的干预

社会交往困难是自闭症的核心临床症状之一，心灵解读能力与社会交往能力关系密切，心灵解读能力高的个体往往有更好的社会交往能力。Williams 认为即使通过长期的社交技能训练，大多数被试仍然难以推测别人的心理状态。但如果不进行心灵解读训练，随着年龄的增长，自闭症儿童的心灵解读将仍然有明显的缺陷，同时也不能从根本上改变其社交能力缺陷的问题。因此，越来越多的临床研究和康复实践开始关注对自闭症儿童的心灵解读能力进行干预训练，以此来提升他们的社会交往能力。

目前，针对自闭症儿童的心灵解读干预训练内容大致包括以下几项：对错误信念理解的干预训练；以正常儿童心灵解读发展顺序为参照的多心灵解读成分训练；将心灵解读与社交技能相结合的干预训练。在这些训练中，通常采用示范、强化、视觉提示、社会故事法，并结合自然情境教学法、认知策略训练、视频建模等多种干预方式。

一、对错误信念理解的干预

理解错误信念是儿童心灵解读发展中的重要里程碑。4~6岁时，儿童获得错误信念概念，即他们能理解人们内心的想法不完全是对客观现实的直接复制，可以和客观现实不同，这就意味着他们可以将心理世界和现实世界相分离，是儿童能够真正地理解心理世界的标志。因此，很多自闭症儿童心灵解读干预训练研究都会以错误信念训练为重点和突破口。

(一)认知策略技术的应用

研究证实,"头脑相机"(Photo in the Head)技术或"想法泡泡"(Thought Bubble)技术能使自闭症儿童在理解错误信念方面取得较大的进步。这类技术的共同特点在于它们可以使他人的内心世界可视化,而不再是抽象的黑箱子。在使用此类技术时,实验者通常会将实验任务中玩偶的想法呈现在一些图画中,并告知儿童这些图画就是玩偶的内心想法,以此来帮助被试理解抽象的心理世界。

John Swettenham等人试图教自闭症儿童使用"头脑相机"策略,让自闭症儿童懂得"人们的信念好像存在于头脑中的照片"的类化。此策略以完整的认知领域(理解摄影式表征)为基础,而避免了另一个领域(理解心理表征)的认知缺损。对于自闭症儿童来说,把信念比喻成照片可能是使他们理解信念最有效的方法。

另一种可以帮助儿童弥补或"绕过"理解心理状态能力缺损的表征装置是"想法泡泡"。在卡通和各种杂志中,"想法泡泡"常用来描绘一个人的想法。目前已有不少研究通过使用"想法泡泡"来干预自闭症儿童的心灵解读。如Wellman等人对17名自闭症儿童进行了前后测实验研究,通过运用"头脑相机"和"思维泡泡"两种方式,探讨自闭症儿童理解他人错误信念的情况。结果表明,"想法泡泡"策略技术不仅能帮助自闭症儿童通过经典的"Sally-Anne"作业任务,还能使自闭症儿童更容易理解他人的想法;"想法泡泡"策略技术在帮助自闭症儿童理解和分辨他人错误信念等方面比"头脑相机"方式好。

(二)线索应用的干预方式

Bowler等人试图在没有直接提供正确答案的情况下教会儿童通过Sally-Anne错误信念任务。他们提供了动作和情绪线索,且让儿童有机会在相似场景中体会自己的错误信念。所有任务都以真人表演Sally-Anne角色。结果显示,自闭症儿童和一些发展正常的近4岁儿童一样,从动作和情绪线索中受益匪浅,而这些线索对较小的3岁儿童及学习困难儿童无帮助。而控制组儿童无一个从错误信念任务的简单重复中受益。

(三)介入多媒体技术的干预

研究人员还试图利用多媒体介入的方式来训练自闭症儿童对错误信念的理解。John Swettenham进行了一项心灵解读训练研究,被试包括8个自闭症儿童、8个3岁正常儿童和8个唐氏综合征儿童。该研究旨在通过电脑表演反复呈现任务,教会儿童通过Sally-Anne错误信念任务,然后用5个错误信念任务(训练前所有儿童都未通过)评估训练后的类化能力,其中2个任务与训练任务的场景相同,是近迁移任务,其他3个任务是远迁移任务。在训练后,所有儿童都能通过近迁移任务。但是,自闭症儿童无一通过远迁移任务。这表明,自闭症儿童经过学习能通过错误信念任务,但他们不能类化所学的知识。

二、以正常儿童心灵解读发展顺序为参照的多心灵解读成分训练

Ozonoff的干预方案设置了7个训练阶段。第一个阶段是教给儿童互动和会话技巧,如怎样开始和维持及选择别人感兴趣的话题、怎样理解和表达非言语信号和怎样有兴趣地倾听等。第二阶段特别注重教授儿童心灵解读技巧。

此阶段以角色表演练习开始,目的在于教会儿童从别人的视角看问题;接着教儿童某人的所见所闻导致了他们的所知(即"知觉影响知识"规则);最后,儿童参加一系列反映二级错误信念任务范式的角色表演,这些任务的内容与迁移任务的内容不同(如使用不同的位置)。训练后,相对于控制组,实验组儿童在心灵解读的成套测试中成绩有所改进。不过,该训练似乎对自闭症儿童日常社会技能的作用不明显。

在训练时,儿童被分为3组,每组儿童学习一个特殊领域(情绪、信念和假扮)。在情绪和信念组中,通过问答形式的正确反馈,教会每个儿童完成连续水平的任务,并且教会他们掌握理解任务中心理状态的一般规则。而假装扮演中的教育策略是自发、不明确的,假扮的目的只是鼓励儿童参与活动,与一系列同一主题的玩偶共同表演(如买东西),并根据示范和言语指导把物体分类。训练连续进行8天,每天一个半小时。训练结果表明,情绪和信念组儿童在他们所训练的任务上有改进,而假扮组无明显改进。此研究表明,特殊训练技术不能使儿童学会假扮。在经过某个领域的训练之后,用3个领域的任务重测,结果表明:一个领域的训练对另一个领域的作业无改进作用,即在心灵解读领域之间无类化现象。另外,自闭症儿童在交谈的引申能力方面和在交谈中使用心理状态的术语方面也无变化。但是,自闭症儿童确实通过了与训练任务相似但材料不同的任务。研究者还不清楚这种有限类化的内容,是推论心理状态的新知识还是用来通过任务的非心理状态的规则。

三、心灵解读与社交技能综合干预

Feng等人采用了心灵解读和社交技能干预相结合的模式,对一名有明显情绪行为的自闭症儿童进行了干预。干预进行了10周,每周4次。干预方案包括:向被试解释心灵解读任务(包括愿望理解、信念理解、情绪理解和一级、二级错误信念理解),同伴间的角色扮演和社交互动(包括情绪行为管理和表达自己的需求)。同以往的研究相比,Feng等人的训练有显著的效果,被试在心灵解读技能和社交互动上都有显著的提高,且在训练中获得的能力能迁移到新情境中。Feng等人认为他们的干预之所以有效,是因为他们将心灵解读干预和社交技能干预有效地结合在了一起,并且他们采用了多模式的训练方式(包括使用大量的动态的例子、角色扮演和强化)。尽管Feng等人的训练成就是令人鼓舞的,但是他们只做了个案训练,训练方案的有效性还需要在更多的自闭症儿童身上得到验证,且也有研究显示,心灵解读与社交技能相结合的训练模式也不适用于所有的自闭症儿童。

四、自闭症儿童心灵解读技能干预的实证研究

实证研究选取了在重庆市第九人民医院儿童孤独症康复治疗中心进行康复的80名自闭症儿童,所有儿童均符合DSM-5的自闭症诊断标准。根据《心理教育量表(第3版)》(PEP-3)、《儿童期自闭症评定量表》(CARS)的评估结果将被试随机匹配为实验组($N=40$)和对照组($N=40$),实验组接受了为期6个月的心灵解读技能干预,对照组则未接受心灵解读技能干预。心灵解读技能干预的内容主要包括共同注意、自我意识、信念和意图理解等,并参照《自闭症儿童心灵解读技能干预教程》一书。干预方法整合采用视频建模、示范、提示和强化法等多种干预策略并结合数字化技术的方式;干预模式包括中心干预和家庭干预,中心干预由接受过培训的康复治疗师实施,同时治疗师根据训练教程定期指导家长在居家或社区情境中练习和应用相关技能。临床干预周期为6个月,每周5次,每次1小时;家庭干预指导为每周1次,每次30分钟。

在干预前后,均采用心灵解读任务量表对两组儿童的心灵解读能力进行评估。结果显示,干预前后,实验组在区分信念和错误信念任务得分上均有显著的提高($P<0.05$),而对照组虽有一定的提高,但没有统计学的显著意义($P>0.05$);同时,相较于对照组,干预后的实验组在区分信念和错误信念任务上同样取得了显著的提高($P<0.05$)。实证研究结果表明,对自闭症儿童的心灵解读能力进行系统、全面的综合性干预,能够有效地提升自闭症儿童的心灵解读能力,这对改善自闭症儿童的心灵解读和社交沟通能力具有十分重要的临床意义。

第七章
生物医学治疗

迄今为止,自闭症儿童的核心症状仍缺乏特效治疗方法,行为教育训练一直是自闭症儿童的主要干预和治疗方法。随着神经病理学的一些研究出现新进展,有学者提出了自闭症儿童的临床症状虽然是以行为症状为主要表现,但究其原因还是以神经系统的病理变化为基础。而且,临床上自闭症儿童的一些情绪与行为症状,仅仅依靠行为教育训练,效果有限。近年来,越来越多的研究和临床实践结果表明,在儿童自闭症的康复治疗中,以行为教育训练为基础,根据儿童的情况整合运用具有循证依据的生物医学治疗方法,获得了较好的效果。

第一节　神经生理治疗在自闭症儿童康复中的应用

一、经颅磁刺激治疗

目前,儿童自闭症的病因和发生机制还不明确,但近年来神经病理学的研究表明大脑皮层微型柱结构异常可能是其重要的发生原因,这为自闭症儿童的康复治疗提供了新的线索。

(一)自闭症的神经病理学机制

近年来,儿童自闭症的神经病理学机制的研究取得了一些新的进展,研究结果提示大脑"微型柱"结构异常是自闭症发生的重要神经病理学机制。微型柱是大脑皮质基本的生理和结构单元,被神经纤维网空间包围。与正常人相比较而言,自闭症患者的神经纤维网空间明显变小,微型柱宽度窄、体积小,这些变化在额叶皮质区最为明显。外周神经纤维网在微型柱的外围提供抑制作用,其空间变小可使外周神经纤维网的抑制作用减弱。抑制减弱将会影响自闭症患者对重复刺激的习惯化和模式化适应,临床上可表现出刻板行为、感觉过敏和社交障碍等症状。另外,抑制作用减弱还会使大脑皮质的兴奋/抑制比例增加,影响大脑皮质的功能性联系,阻碍相关皮质区域的联系,致使微型柱局域性活化活动增加而形成兴奋性活化岛,前额皮质区的执行功能可受到明显的影响,从而导致自闭症患者信息处理能力下降,无法识别任务相关信息及干扰。

(二)经颅磁刺激的作用原理

经颅磁刺激(TMS)应用法拉第电磁感应定律,利用通电线圈产生的变化磁场无衰减地通过头皮、颅骨,在局部脑组织中产生继发性电流,从而达到改变局部大脑皮层兴奋性的目的。根据TMS刺激脉冲的不同,可以将TMS分为3种刺激模式:单脉冲TMS(sTMS)、双脉冲TMS(pTMS)以及重复性TMS(rTMS)。rTMS主要是通过改变它的刺激频率而分别达到兴奋或抑制局部大脑皮质功能的目的。rTMS刺激的局部神经通过神经网络之间的联系和互相作用对多部位功能产生影响。

rTMS分为高频和低频两种,低频rTMS(≤1Hz)可通过活化抑制性环路而降低大脑皮层的兴奋性,恢复自闭症患者大脑皮层兴奋和抑制的平衡,并提高皮层相关区域的联系。中枢神经系统的背外侧前额叶皮层(DLPFC)是处理工作记忆、决策、调控选择性注意等认知功能的重要部位,自闭症患者的微型柱的病理性改变在高度排序的DLPFC最为明显。目前,临床的康复实践及其相关研究都显示,大多将DLPFC作为rTMS的作用区域,通过作用该区域结构异常的微型柱，增强皮质抑制作用，恢复大脑皮质的兴奋和抑制比例的平衡，改善自闭症患者的相关症状，并借由该区域相互联系的神经网络，将rTMS的治疗作用效应泛化至其他脑区。

(三)rTMS在自闭症儿童康复治疗中的作用

近年来，在自闭症儿童临床康复治疗中运用rTMS越来越受到关注。临床观察显示，采用低频rTMS治疗后，患者的一些临床症状得到改善。同时，相关的研究也取得了较大的进展。

1. 减少行为问题

自闭症儿童多有重复与刻板的躯体运动、自伤、攻击等行为问题，影响其日常的学习生活和社会交往。患者微型柱的外周神经纤维网抑制作用减弱，导致局部信号放大，且难以将信息传输到其他脑区，而信号或感觉放大、信噪比降低将引起患者出现强迫、易激惹等问题行为。美国路易斯维尔大学医学院的学者曾对50名平均年龄为14.5±2.9岁的高功能自闭症患者开展了1Hz低频rTMS治疗，每周1次，共持续18周。利用低频rTMS增强微型柱周围抑制作用，以此减轻患者的行为问题。治疗前后重复行为量表、异常行为量表的评定结果显示，患者的易激惹、多动、重复与刻板等问题行为明显减少。

2. 改善选择性注意

选择性注意对个体的感知觉、认知及执行功能的正常运作起重要作用。选择性注意效能降低，个体易受无关刺激的干扰，容易分心。自闭症患者微型柱结构异常，大脑皮层抑制作用减弱，对干扰信息刺激的抑制无法正常进行，致使大脑信息处理的时候出现信息超载，无法区分靶刺激和干扰刺激。患者事件相关电位可表现为新异刺激P3a延迟出现；目标刺激N100波潜伏期延长，N200波幅降低，P3b潜伏期延长。这提示患者的注意导向、持续注意、选择性注意异常。

有研究报告对45名平均年龄为13.0±2.7岁的高功能自闭症患者开展了每周1次的低频rTMS治疗,共计12周。临床治疗结果表明,患者在治疗后能更好地识别目标刺激,对抵御无关刺激的干扰影响能力增强,对非目标刺激的N200波幅降低,P3b潜伏期缩短。

3.改善执行功能

执行功能是个体对思维、行为进行有意识监控的心理过程和能力,包括抑制控制、工作记忆和认知灵活性等成分。自闭症患者普遍存在执行功能的障碍,他们缺乏对事物的组织、计划等能力,表现出刻板重复行为、多动、工作记忆缺陷等问题。有研究认为,执行功能缺陷可能与额叶皮层、基底神经节、纹状体和扣带皮层有关。相较于正常人,自闭症患者的右侧尾状核容积较小,其右侧尾状核的缩小程度越严重,强迫性精神障碍评分越高。自闭症患者大脑微型柱结构异常,外周抑制作用减弱,皮层兴奋/抑制比例升高,阻碍DLPFC和前扣带回之间的联系,导致患者的行为监控能力降低,无法对错误行为做出适应性调整。局部低频rTMS刺激作用DLPFC,使皮层活性短时重建,恢复自闭症患者大脑皮层兴奋和抑制的平衡,且rTMS的刺激效应并不局限于刺激区域,而会通过神经网络促使神经解剖和功能上相互联系的皮质区域由此发生功能性改变,同时还使各区之间的功能性联系得到增强。有临床研究报告显示,对20名平均年龄为13.5±2.5岁的高功能自闭症患者开展低频rTMS治疗,每周1次,共计12周,取得了一定的效果。治疗后,患者错误行为发生后ERP的反应时间减慢,错误相关负波的波幅增加,提示低频rTMS治疗可使自闭症患者的ERP反应、行为反应趋于正常,可明显改善其行为错误识别和纠正能力。

作为临床康复治疗的新方法,初步显示rTMS治疗可有效改善自闭症患者的临床症状,而且无痛、无侵袭性、不良反应少。但自闭症发病机制复杂,临床表现形式多样化,不同患者的临床表现具有较高的异质性,因此rTMS治疗对自闭症患者是否具有普遍的效果,以及其远期疗效,都还有待于进一步的研究证实。

二、神经生物反馈治疗

行为教育训练是目前公认的治疗儿童自闭症的有效方法,但在处理自闭症儿童的一些临床问题时仍存在一定的局限性。生物反馈是通过电子仪器设备反映出机体没有感知到的生理心理状况的变化,例如肌紧张、脑电波、血压和心率等,让患者学习与控制仪器所提供的外部反馈信号,从而学会自我调节内部生理心理变化,达到改善症状、治疗疾病的目的。生物反馈治疗方法种类繁多,有单一反馈功能的,有多种反馈功能的。脑电生物反馈(又称神经生物反馈)治疗是临床上普遍应用的一种生物反馈治疗方法,通过提取脑电信号中的特定参数作为监控指标,并利用这些参数进行脑功能训练,以实现治疗疾病、恢复功能的目的。

(一)神经生物反馈的基本原理

任何时候,我们的机体都在发生一些变化,例如肌活动、脑电波、心率兴奋、焦虑和放松等,这些变化包含了与心理活动相关的生理变化,这种心理和生理之间的互动关系是生物反馈训练的基础。神经生物反馈凭借电极作为"感应器"监控和采集大脑各区域发出的脑电波,然后通过电脑将受训者的脑电波以能够被解读的方式呈现出来,将测得的信号转化成特定的脑电波频率和波幅。频率变化主要分为4组:$\beta(12\sim20Hz)$、$\alpha(8\sim12Hz)$、$\theta(4\sim8Hz)$、$\delta(0.5\sim4Hz)$,一般情况下注意和焦虑与β波相关,积极思考问题与θ波相关,而睡眠往往和δ波相关。

实施神经生物反馈训练时,康复师会在受训儿童头皮以及耳垂贴上电极。训练过程(通常为游戏训练)中,受训儿童的成绩将会通过电脑给予视听觉的反馈。游戏训练是通过大脑脑电波活动控制的,贴在头皮上的电极接收到受训儿童的脑电波模式如果符合训练模式(如SMR、β波等),游戏将会顺利进行,并获得相应的分数作为"奖励"。相反,受训儿童被检测到的脑电波若不符合训练模式,游戏将不会继续进行,也无法获得"奖励"。

(二)神经生物反馈在自闭症儿童康复治疗中的应用

1. 注意缺陷多动障碍(ADHD)

多动或注意力不集中是自闭症儿童常见的共患行为症状,虽然这些行为不是自闭症的核心特征,但它们通常会干扰儿童在学校、家庭和社区的行为,家庭为此面临诸多的困扰。有研究报道,大约50%的自闭症儿童共患注意缺陷多动障碍,这些症状使自闭症儿童不注意社交暗示和出现冲动行为,可能会损害他们的社交功能。对于自闭症儿童共患注意缺陷多动障碍的治疗,与一般的注意缺陷多动障碍儿童相比,单纯使用药物治疗的效果有限。目前,临床康复中除了药物治疗、儿童行为训练外,神经生物反馈训练被广泛运用。

由于注意缺陷多动障碍儿童存在明显大脑半球功能不对称性,训练大脑半球的特殊反应是非常适合的选择。研究发现,注意缺陷多动障碍患者左半球功能障碍主要表现为注意缺陷,强化15~21Hz的高频率波段是有效的;右半球功能障碍主要表现为冲动行为和分心,对9~15Hz范围SMR低频率的强化效果明显。有研究表明,运用神经生物反馈治疗注意缺陷多动障碍,能够提升SMR并改善多动和分心症状。感觉运动节律方案(SMR方案)采集SMR作为监控指标,受训儿童需要通过控制自身的SMR来完成训练(电脑上的游戏程序)。训练时根据儿童的注意力水平设置相应的训练目标,儿童通过不断提高自身的SMR

才能使游戏不断进行下去,否则游戏结束。游戏若能进行会有一定的奖励。我们在自闭症儿童临床干预中,一般每天1次,每次30分钟,持续进行12周或以上。通过临床干预前后的对比发现,儿童的注意力、多动和冲动控制在干预后均得到了明显改善。

2. 焦虑障碍

由于自闭症的核心症状降低了自闭症儿童预测他人行为或解释他人信念的能力,对环境的理解和事件的预知能力较差,因此他们对即将发生的、不明确的事(如排队等候),感到紧张和焦虑。据报道,多达40%到66%的自闭症儿童,共患有焦虑障碍。焦虑可能会导致刻板行为或强迫思维的增加,行为反应过度。神经生物反馈显示出的治疗效果,引起了临床上的关注。

当儿童面临应激事件的时候,大脑通过过度地提高其警觉水平来做出一种保护性的反应,而这种警觉水平的持续提高将会对大脑的功能有损伤作用,结果使得儿童出现焦虑反应。当再次出现类似情境时,由于大脑的"记忆"作用,使得儿童更容易出现焦虑反应。因此,现认为焦虑障碍是大脑自我调节失败的一个表现。有研究显示,当个体在沉思状态下表现出了一种高波幅的α脑电波的活动时,同时会表现出一种深度的精神和躯体放松状态。基于此,采用脑电生物反馈治疗自闭症共患焦虑障碍的儿童时,主要集中在增加儿童的α波的活动上,提高对脑电波变化的反应,使大脑能更好地进行自我调节,以建立良好的自我调控机制,将焦虑控制在正常水平。

临床实践表明,接受脑电生物反馈训练的儿童大多数能获得控制焦虑和惊恐发作的能力,在更好的状态下平稳地执行任务。临床康复治疗时,脑电生物反馈训练时间每次30分钟左右,一般20次为一个疗程。训练时长不是绝对的,因儿童的不同情况而异。

三、听觉统合功能治疗

感知觉异常是自闭症儿童的核心症状,而听觉障碍是其常见的临床症状表现。部分儿童对某些频率的声音敏感,其神经系统又不能适时地调节,从而引起强烈的反应,如无法专注、焦躁不安、退缩、易怒甚至产生攻击行为;有一些患儿则有听觉信息接收的困难,大脑对声音信息不能进行有效整合,表现出对他人的指令缺乏反应。听觉统合功能治疗是通过聆听一组经过过滤和调制的音乐来刺激大脑皮层,矫正听觉系统对声音处理失调的问题。

听觉统合功能治疗的作用机理表明,滤过的音频对耳蜗/大脑的相应区域刺激减弱,听力敏感度降低,而那些没有被滤过的音频对耳蜗/大脑的相应区域产生刺激,这些信息刺激致使其听觉反应得到提高。也有学者提出,听觉统合可以强化和训练中耳的肌肉,形成了良好的肌张力而保持中耳的适当功能,使声音有效地传导。

临床实践显示,听觉统合功能治疗可用于儿童自闭症、儿童注意缺陷多动障碍、语言发育障碍等疾病。通过治疗,可以改善儿童对声音的注意力,降低对声音的过度敏感反应,减少冲动、激惹行为。临床上开展听觉统合治疗时,音量通常为低度至中度(不超过85分贝),每次30分钟,每日1~2次,两次之间至少间隔3小时,20次为1个疗程,间隔半年以上可重复使用。当儿童有中耳炎、发热、癫痫等情况时,不能使用听觉统合功能治疗。目前,未见听觉统合功能治疗明显副作用的报道。在治疗期间,部分儿童会有兴奋、失眠等一过性表现,治疗停止后一般会自行消失。

第二节　药物治疗在自闭症儿童康复治疗中的运用

儿童自闭症是一种严重的神经发育障碍性疾病,目前多主张采用综合性康复治疗,以教育训练和行为矫正为主,药物治疗为辅。迄今为止,自闭症的循证药理学局限于治疗共患病,而不是纠正自闭症儿童的社交和沟通核心症状。合理运用药物治疗,在自闭症及相关障碍儿童的行为控制方面获得了明显的临床效果,明显改善了儿童的一些相关症状,如多动、兴奋、攻击、注意力不集中、易激惹、重复行为和自伤行为等,从而提高康复效果。

运用药物治疗儿童自闭症时,我们要注意遵循一些重要的原则。一是儿童自闭症的康复以教育训练、行为治疗为基础。二是要权衡利弊,根据儿童的年龄、症状、躯体情况合理选择治疗药物。一般情况下,学龄前儿童不建议使用精神科药物。三是从低剂量起始,根据疗效和药物不良反应逐渐增加药物剂量,达到理想疗效。四是要注意密切监测并及时处理药物的不良反应。

一、行为紊乱

当自闭症儿童表现出严重的行为问题时,例如情绪不稳、易激惹、自伤、攻击、刻板行为等,可以考虑使用新型抗精神病药。目前,美国食品药品监督管理局已经批准利培酮(维思通)、阿立哌唑用于治疗5~17岁的自闭症儿童。

利培酮是临床常用的治疗儿童自闭症新型抗精神病药。多年来,很多学者对该药治疗儿童自闭症的疗效及安全性进行了系统性研究,多个随机、双盲、安慰剂对照研究及开放性研究都显示该药可有效改善自闭症儿童的易激惹、自伤行为、冲动攻击行为等,长期服用,疗效持续存在。患者对药物耐受性较好,主要不良反应为体重增加、食欲增加、困倦等。

阿立哌唑是另一新型抗精神病药,用于治疗儿童自闭症的研究报道增多。临床的研究结果表明,阿立哌唑可以有效改善自闭症儿童的易激惹、多动、冲动、攻击、自伤和睡眠紊乱等行为症状。由于阿立哌唑可以有效改善自闭症儿童的情绪行为症状,临床上使用该药治疗儿童自闭症的情况越来越多。

二、注意缺陷多动障碍

注意缺陷多动障碍是自闭症儿童的一个常见共患病,主要临床表现为过分活动、冲动(包括行为或情绪的冲动)和注意力缺陷。

在治疗注意缺陷多动障碍时,除行为干预策略外还可考虑采用药物治疗。哌甲酯是治疗注意缺陷多动障碍的经典药物,主要作用部位在大脑皮层和皮层下的纹状体,主要作用于多巴胺转运体,阻断多巴胺再摄取回突触前神经末梢,增加多巴胺能神经传递,进而增强大脑的控制能力,克制无目的的多动,提高注意力。临床研究显示,哌甲酯可以有效控制自闭症儿童的多动行为,其刻板言语也有所减少。它适用于6岁以上儿童,但治疗剂量较大时,儿童易出现食欲下降、退缩、情绪低、失眠等不良反应。

托莫西汀是美国FDA于2002年批准用于治疗注意缺陷多动障碍的非中枢兴奋剂类药物,为特异性去甲肾上腺素再摄取抑制剂,主要作用于前额叶皮层的去甲肾上腺素转运体。近几年多项随机、双盲交叉对照实验研究显示,托莫西汀能够改善自闭症儿童的多动、注意力不集中等行为。用于治疗非自闭症儿童注意缺陷多动障碍症状的药物与治疗自闭症儿童时的剂量是相同的,与一般的注意缺陷多动障碍儿童相比,自闭症儿童使用这些药物的治疗效果获益更少。主要不良反应为胃肠道反应,如上腹部不适、恶心等。

在临床治疗中,由于自闭症儿童需要长期服用注意缺陷多动障碍治疗药物,上述药物治疗虽有一定疗效,但不良反应较大,故不易被自闭症儿童家属接受。中医在疾病治疗方面作用缓慢,但有其独特的作用,而且不良反应较少,家长认可度较高。2020年发布的精神障碍诊疗指南中明确了传统医学的组方静灵口服液的治疗作用。静灵口服液组方主要包含熟地黄、山药、茯苓、牡丹皮、泽泻、远志、龙骨、女贞子、黄柏、知母(盐)、五味子、石菖蒲等成分,有滋阴潜阳、宁神益智之功。适用于3岁以上儿童,用于儿童多动症,兼有治疗注意力涣散、多动多语、冲动等症状。临床实践显示,该药具有一定的治疗作用。

三、焦虑障碍

在自闭症儿童中,焦虑障碍的发生较为常见,主要包括社交恐惧、广泛性焦虑、强迫症等。有研究报道,多达40%的患有自闭症的学龄儿童,也共患有焦虑障碍。自闭症的核心症状降低了自闭症儿童预测他人行为或解释他人信念的能力,这可能导致他们持续的高度焦虑状态。焦虑障碍在具有一定程度的认知和语言能力的自闭症儿童中最常见。症状可能出现在儿童早期,主要表现为行为症状,如重复行为或反应过度。

自闭症儿童焦虑障碍的整体治疗计划包括药物治疗、认知行为干预和神经生物反馈等。对于具有正常智力水平的学龄期自闭症儿童,来自随机对照试验的有力证据支持使用认知行为疗法来改善其焦虑症状。丁螺环酮作为新型的非苯二氮䓬类抗焦虑药,已见关于治疗儿童自闭症的报道。双盲、安慰剂交叉研究结果显示,丁螺环酮可有效改善自闭症儿童的焦虑、易激惹等问题,不良反应小。

第三节　其他疗法在自闭症儿童康复治疗中的作用

尽管对自闭症神经生物学的研究取得了一些进展,但是关于自闭症的发生机制以及如何更加有效地治疗,仍然有很多未解之谜。在这种情况下,部分机构或者家庭常会转向考虑采用一些医学或非医学的治疗方法,这些方法通常称为补充治疗或替代治疗,尚未在临床医学循证中证实有效。在儿童自闭症干预领域,常见的补充治疗包括维生素、肠道菌群和中医推拿按摩等。

一、维生素

维生素是一系列有机化合物的统称,它们是人体所需要的微量营养成分,人体自己多不能合成,需通过饮食等手段获取,对人体的新陈代谢起重要调节作用。维生素作为重要的营养素,参与调节儿童早期的大脑发育,维生素摄入不足可能会影响大脑的发育。有研究结果表明,自闭症儿童偏食、厌食的问题较突出,50%左右的自闭症儿童存在营养素摄入不足。有人认为补充维生素对自闭症儿童的营养状况有益,并能改善其行为。在临床上发现,大部分自闭症儿童都曾使用过各种维生素作为辅助治疗。

维生素D对儿童自闭症的影响近年来受到关注。研究发现,自闭症儿童普遍存在维生素D缺乏,维生素D水平与自闭症核心症状存在负相关关系,补充足量的维生素D可以明显改善自闭症核心症状。有人使用维生素D_3对109例自闭症儿童进行4个月的治疗,分别应用CARS、社交反应量表进行评估,结果与安慰剂组相比,维生素D_3组总得分有所提高。

维生素B_{12}在神经元轴突的髓鞘化中起重要作用,神经元轴突在婴幼儿期呈快速的髓鞘化,若缺乏维生素 B_{12} 会影响神经元髓鞘化,进而影响儿童的神经发育。一项比较研究发现,自闭症儿童和神经发育正常的儿童相对比,两组被试之间的维生素 B_{12} 差异有统计学意义,因此提出对自闭症儿童来说,确保维生素 B_{12} 等必需营养素的足够摄入十分重要,能有效缓解由此产生的不良影响。然而,也有一项关于自闭症儿童营养素的研究发现,维生素 B_{12} 浓度与自闭症及其临床症状程度没有关联。所以,维生素 B_{12} 对自闭症儿童的作用还需要进一步的研究。

二、肠道菌群

自闭症与肠道菌群之间的关系已然成为研究的重要方向,现已发现自闭症儿童的肠道菌群与健康儿童存在差异。这些肠道微生物可通过微生物—肠—脑轴的神经内分泌系统、神经免疫系统和自主神经系统影响大脑功能,进而影响自闭症儿童的行为和认知能力。

现有的研究初步认为,益生菌对自闭症儿童的治疗是有效的,尤其是伴有胃肠功能障碍的儿童,既能改善胃肠症状,又能减少自闭症相关行为异常。研究报告在口服脆弱拟杆菌后,肠道通透性和微生物组成的异常以及自闭症相关的行为障碍(交流障碍、焦虑和感知异常)得以改善。Kang等人对18名7~16岁患有胃肠道疾病的自闭症儿童采用了维持18周的微生物转移疗法,结果显示其胃肠道症状和行为症状得以改善,而在CARS上的得分下降了22%。

肠道菌群的改变可能与自闭症的发生发展有重要的关系,基于肠道微生物的治疗或将成为治疗自闭症的潜在策略,但对于益生菌缓解核心症状的效果,存有较多争议。目前对于使用益生菌治疗自闭症儿童的高级别临床研究较少,今后还需要进行更多的深入研究,为益生菌治疗自闭症提供更多的循证医学证据。

三、中医推拿

近年来,采用传统中医方法治疗自闭症儿童的临床实践探索越来越普遍。其中,中医推拿作为中医的一种重要的外治方法,以其绿色安全、痛苦少等优势更是受到人们的关注。

中医推拿以经络学说为基础,根据自闭症儿童的生理病理特点,通过对经络、穴位、肌肉、关节和神经组织进行机械刺激,通调督脉、振奋督阳、滋养脑髓、开窍醒脑、培补肝肾、通经达气、调和阴阳,达到恢复功能、助长益智之目的。中医推拿能够改善循环、放松、减少焦虑和疼痛,且无明显的毒副作用,安全性及儿童依从性均较高。推拿治疗作为自闭症治疗的一种辅助疗法,易被儿童及其家庭接受。临床研究显示,推拿治疗可以改善自闭症儿童的感知觉困难,治疗组对正常化的异常感觉反应下降了38%,并且向正常化方向改善了34%。还有学者发现接受推拿治疗后的自闭症儿童在日常任务(如穿衣)方面更容易完成,通常显得更放松;同时,家长们表示其与孩子的关系变得更加亲密。

但因缺乏双盲和随机试验,且临床试验给予推拿治疗的同时联合应用了其他行为干预,使支持中医推拿治疗有助于改善自闭症儿童功能的证据等级不足,所以还有待进一步的深入研究。

第八章
家庭支持

家庭是自闭症儿童健康成长的主要场所,也是实施自闭症儿童早期干预的理想环境。父母比机构康复师陪伴孩子的时间长,父母全面积极地介入儿童的干预会对自闭症儿童的预后产生极为重要的影响。有研究表明,家庭中的教育训练,可协助自闭症儿童有效地适应与发展,促进其更好地融入社会。

专业人员对自闭症儿童家庭的教育支持是其康复治疗的重要部分。对自闭症儿童家庭开展支持性教育,可以帮助家长建立正确的养育态度,了解儿童自闭症的疾病知识,掌握教育训练孩子所需要的知识和技能,使家长更有效地在家庭、社区环境中对儿童实施融合教育,提高其社交、语言沟通、认知和行为能力。

第一节 家长介入的重要作用

在自闭症儿童康复治疗中,家长的积极和有效介入,不仅能够提高康复的成效,还可以减轻家长的养育压力,为自闭症儿童提供稳定、良好的发展环境。

一、家长介入是自闭症儿童康复的需要

由于目前的优质专业资源有限,无论是在医教结合的康复中心接受干预还是在特殊教育机构接受训练,很多自闭症儿童不能够接受到专业机构密集性或个别化的康复训练,因此,家庭康复既是自闭症儿童康复体系的重要组成部分,也是基于中心康复的必要补充。为此,家长在家庭环境对儿童进行社交沟通、

语言、认知、生活适应和动作能力等方面的教育训练是非常必要的,有助于提高自闭症儿童的康复效果。

二、家长介入是中心康复的延伸

家长介入的重要性还体现为家庭教育训练是中心康复的延伸。自闭症儿童在中心通过康复习得的技能,不仅需要反复练习,还需要泛化。反复练习可以使儿童习得的新技能得到巩固,运用更熟练。泛化是儿童要把在中心情境下学习到的技能迁移到其他情境中。自闭症儿童的泛化能力不好,一般都难以将习得的技能泛化到不同环境当中。因此,家长根据中心康复训练的计划和目标行为,在日常生活情境中对儿童进行教育训练,以便在机构习得的技能能够得到较好的练习和泛化,使其技能得到进一步巩固并更具功能性。

泛化指当某一反应与某种刺激形成条件联系后,这一反应也会与其他类似的刺激形成某种程度的条件联系的过程。泛化包括刺激泛化、反应泛化、地点或情境泛化。刺激泛化可以简单理解成指令的多样性,对不同的指令儿童都可以做出同样的反应。如:"给我一杯水"与"拿杯水给我"指令不同但会引发相同的反应。反应泛化,就是同一个指令会引起不同的反应,如儿童在机构学习了仿搭积木,在家庭里训练孩子自己造型,都是一样的搭积木,会引发不同的反应。地点或情境泛化,即在不同情境或地点来泛化在机构学到的技能。例如:在学校情境教了跟老师打招呼,家长就可以让孩子在家里面跟家人打招呼,或者去朋友家跟叔叔阿姨打招呼。

三、家长介入是儿童融入社会的重要中间环节

家庭介入对自闭症儿童康复的重要性还体现在有助于儿童融入正常社会。康复中心或教育训练机构是特殊的小环境,而家庭是自闭症儿童接触和生活的最自然的情境,也是通向真实社会环境的桥梁;同时,家长也是创设支持孩子康复、发展社会生态环境的主要责任人。在家庭、社区环境中发现儿童的行为问题,在社会环境中学习解决问题,实现康复训练向自然生活的迁移,儿童习得技能的应用也更具生态效度,有助于儿童更好地适应环境。毫无疑问,家长介入是儿童社会融入的重要中间环节,家庭生活环境是重要的转化场所。

在家长介入时,应该注意以下问题:

1.家庭主要成员间的教育训练原则与目标要求尽量保持一致,避免对儿童造成混乱。

2.在家庭环境中的训练计划与目标应和机构康复保持同步化,这样才会体现出更好的增强效应。

3.儿童每个阶段的社会性发展的要求会有变化,面临的临床症状会有所不同。所以,家长要随着儿童的发展调整干预计划、目标和干预策略。

4.家长介入最好要在日常生活情境中进行,在情境中引导、训练儿童,遇到问题及时纠正;并且在训练活动中注意利用生活中的材料对儿童进行训练,这样他们会更有兴趣和操控感,使教育训练更为有效。

第二节　对自闭症儿童家庭的支持

近年来,儿童自闭症的患病率日益升高,随着自闭症儿童确诊人数的增加,自闭症儿童家长群体也在不断扩大。由于自闭症儿童的严重发展障碍,以及长期康复需要,与普通儿童家长相比,自闭症儿童家长在特殊的情境下将面临巨大的现实困难和精神压力,常常感到自责和无助,这极易引发家长的亲职焦虑和养育压力。

目前,社会越来越重视对自闭症儿童家长的支持。一些机构在对儿童实施康复训练的同时,也已开展家长培训以及家庭服务等实践尝试。给予自闭症儿童家庭在技术、心理和社会层面的支持,不仅能够帮助家长积极、全面地参与自闭症儿童不同阶段的康复和发展,提高康复成效,也能减轻家长的亲职压力,提高家庭生活质量。

一、树立科学的康复观

儿童自闭症是一种神经发育障碍性疾病,疾病的发生与家长的养育方式无关。在自闭症儿童康复中,教育训练是其核心环节。自闭症儿童应该尽早接受干预,这样才能显著改善其预后。家长应积极参加相关的培训,学习相关的专业干预技术,并配合康复机构的计划在家庭中进行干预训练。在实施教育训练时,对儿童的要求应适度,要符合儿童的最近发展区,使儿童能够通过努力达到。过高的要求会使儿童产生习得性无助,过低的要求或没有要求会使儿童能力的发展受到阻碍,过度依赖帮助。

对于儿童的预后,家长也应该科学理解。既不能盲目乐观,误以为随着孩子的年龄增大,多和同侪接触、玩耍,就可以恢复正常;也不要过度悲观,以为自闭症是一个不治之症,孩子不能够正常学习、生活,终生都需要康复。

二、系统化培训

家长教育是提升家长参与的重要形式。在自闭症儿童康复治疗中,家长教育是通过疾病知识、干预技术和技巧的培训,使家长在家庭环境中实施干预,以减轻自闭症儿童的症状,并通过家长与儿童的互动,改善亲子关系,促进儿童的发展。

临床工作中,常见一些家长看到别人教什么,自己就教孩子什么。其实,自闭症儿童的教育训练需要较高的专业能力,家长必须接受相应的系统化培训。在家长培训时,要向家长讲授系统化的干预技术,通过理论讲授、实操演练、训练指导等,帮助家长学习和掌握适合家庭康复的干预技术,使得家长能够在家庭环境中应对因自闭症儿童症状引发的教养困境;并通过家庭教育训练,促进儿童社交沟通、认知、情绪行为调控、生活自理和社会技能等全面能力的发展。

目前,国际上针对自闭症儿童的干预方法有很多种,美国国家自闭症专业发展中心(National Professional Development Center on Autism Spectrum Disorder)2015年发布的国家标准项目(National Standards Project, Phase 2)对儿童及青少年自闭症的干预方法做出了分类。第一类,具有循证证据的方法:行为干预、认知行为干预、儿童综合行为疗法、自然情境教学法、家长培训、同伴训练法、关键反应训练、社会技能训练等;第二类,尚有待进一步研究证实的方法:扩大及替代性沟通系统、基于关系的发展疗法、功能性沟通训练、音乐疗法、图片交换沟通系统、结构化教学、想法解读训练等;第三类,仍不成熟的方法:动物辅助疗法、听觉统合训练、地板时光、社会性认知干预、感觉干预、无麸质/酪蛋白食疗等。

目前基于行为分析的干预技术是公认行之有效的方法,同时,经过多年的探索和改进,该技术越来越积极正向,且更加灵活。其中回合式教学法是应用行为分析的经典干预方法。回合式教学在临床康复实践中,有时存在一些误用的情况,如过度结构化,通常是训练师发一个指令后,儿童反应,之后给予强化物,使得儿童的学习看起来刻板僵化,难以迁移。这也是应用行为分析有时被诟病的原因。其实,按照应用行为分析技术的基本原理,非常强调泛化,从教学之初就会采用多种教学材料,在不同情境下来教导儿童。强化物的选择、强化的褪除也有专业的考量。同时,使用应用行为分析技术的范围也在不断扩展,从自闭症儿童简单的基础技能到心灵解读都可以用该技术来进行教育训练。近年来,关键反应训练等基于行为分析的干预技术也更加灵活,开始强调自然环境和家庭的配合,主要训练者为家长,专业人员负责培训家长、指导训练与制订课程等。

在具有循证依据的干预方案中,家长执行式干预是其中之一。这就是说,通过理论培训,家长可以综合运用循证实践中的一种或多种方法,对自闭症儿童进行干预。应该指出的是,并不是全部具有循证依据的干预方法都适合在家庭环境中运用。然而,家长在实践中常常不清楚自己能够掌握和运用哪些具有循证依据的干预技术以促进自闭症儿童的早期发展。国外学界有关家长执行式干预法的最新研究成果表明,自然式干预、关键技能训练、辅助提示、示范、强化、前因干预策略以及视觉支持均可以经过专业培训后,由家长直接执行。而功能行为分析、图片交换沟通系统、回应中断、任务分析、行为描述和训练、社会故事、社交能力训练、认知行为干预、同伴介入干预、结构化游戏小组、视频示范等实践尚有待进一步的研究证据支持,家长可以通过短期培训而直接运用。在对家长进行专业技术培训时,不应只停留在理论讲授方面,而忽视了帮助家长对干预技术的掌握和运用;要通过理论讲授、实操演练、反馈指导等,帮助家长掌握适合家庭疗育的干预技术。

三、提供专业咨询、指导

目前,自闭症儿童的康复大多是在医院康复中心和特殊教育机构中,由受过专业培训的康复师执行干预。自闭症儿童的康复治疗是一个长期的过程,要取得良好的康复成效需要康复中心和家庭的密切配合。家长在家庭环境中对儿童进行教育训练时,如何科学判断自闭症儿童的发展水平和训练目标,在儿童进行干预训练时怎样正确运用干预技术,常常会面临很多困难。因此,在对儿童进行干预时,康复中心的专业人员应基于不同儿童的特点和家长的需要,向家长提供专业的咨询服务,帮助家长科学理解儿童的行为症状表现,指导家长正确运用干预技术进行教育训练。同时,康复中心还应和家长合作,为儿童制订适合家庭环境的同步化家长执行训练计划,指导家长实施精准干预训练。

第三节　家长心理支持

自闭症儿童的家长心理压力大，普遍存在心理问题，主要表现为焦虑和抑郁、自责与悲观，心理复原力低。父母的心理健康与自闭症儿童的症状改善之间，存在明显的双向关系。家长的积极心理行为有助于建立良好的亲子互动关系，从而更有效地参与到儿童的干预过程中。因此，对家长的心理支持和辅导是自闭症儿童家长支持的重要部分，会明显影响自闭症儿童的干预成效。

一、家长的心路历程

伴随儿童初期发现异常、临床确诊、康复训练等过程，家长会经历一段心路历程的变化。

(一)否认期

在面对临床诊断带来的应激反应，大多数家长会表现出意外、震惊，拒绝接受，会将孩子种种的异常表现归因为个性特征或者环境因素，常觉得孩子是遗传了自己孤僻、退缩的性格，认为多与孩子接触玩耍或等孩子大一点儿就会好转。

(二)焦虑期

当家长认识到疾病诊断的客观现实已无法改变时，会随之产生焦虑、抑郁，甚至绝望。家长会为"孩子的这个病会不会好"而焦虑，以为是自己"带养不好"所致而自责，也会为今后干预训练的困难性或效果的不确定性而感到郁闷。

部分家长会四处求证，寻找"灵丹妙药"而病急乱投医，轻信一些夸大其词的虚假宣传，祈盼奇迹的出现。

(三)接纳期

家长已适应自闭症儿童给家庭带来的影响,认识疾病逐渐客观、科学,对儿童的康复和期望也慢慢回归理性。家长开始接受孩子的诊治现状,客观面对未来。当干预训练取得成效时,家长的信心有所提高,能够积极参与到孩子的干预训练中。

二、家长心理特征对自闭症儿童的影响

家长不同倾向的心理特征,将影响家长对自闭症儿童的养育方式和儿童的训练效果。在儿童的发展过程中,家长的心理特征常具有混合性和波动性,既表现出消极的一面,又蕴含着积极的一面。家长的性别、文化程度、社会支持、儿童的症状严重程度以及康复训练进展等因素,将影响家长的心理状态。

(一)积极心理特征的影响

自闭症儿童家长积极的心理特征主要有积极乐观、敢于面对与接受、寻求帮助等。家长愿意面对困难,接纳儿童,养育适当,并赋予其生活新的意义。儿童父母不仅积极寻求家庭内部的支持和帮助,还主动寻求社会支持系统中可吸取的资源为己所用。积极心理特征能够带来良性的亲子互动,更好的家庭氛围,有助于儿童的干预训练和疾病的改善。

(二)负性心理特征的影响

家长负性心理特征指消极的心理状态和行为方式,主要表现有焦虑、抑郁、过度敏感、回避退缩、刻板等。这些负性心理特征将会使亲职压力加大,亲子互动展开困难,养育时难以感受到孩子的正向的回馈,家庭关系紧张,父母心理健康水平降低等。因此,家长常常感到失望和无助,影响孩子疾病的康复。

三、如何开展家长心理支持

在自闭症儿童的干预中,家长作为干预团队的重要成员,其心理健康状况明显影响家庭环境和成员的生活质量,以及儿童的教育训练。因此,给予家长心理支持就显得尤为重要。

(一)诊断时候,给予支持

当儿童被诊断为自闭症的时候,对家长来说就意味着毁灭性的打击。医生要同情、理解、支持家长,稳定家长可能失控的情绪,同时向家长解释说明儿童当前的状况及下一步如何进行康复。这些内容主要包括家长应了解自闭症的疾病知识,康复治疗的主要方法,可能的干预效果,以及专业的训练机构等。

(二)面对现实,尽早干预

大多数自闭症儿童的家长在心理上都不能接受自己的孩子罹患自闭症,甚至怀疑医生的诊断。为了求证,不少家长辗转在不同医院,做各种各样的检查,从而无形中错过了早期干预的关键时间,不利于儿童的康复。其实,家长反复就医的行为是无法面对、接受自己的孩子患有自闭症的防御机制及应对方式。专业人士要理解、把握恐惧、否认、拒绝等负性心理特征,告知家长早期干预的重要性。

(三)提升家长心理复原力

自闭症儿童家长面临持续性压力情境,家庭沉重的经济与职业负担,家庭生活质量多方面受到负面的影响,更容易出现焦虑抑郁、婚姻问题、社会隔绝和亲职压力等社会不良状况。成立家长互助小组，使家长通过相互沟通交流，分享养育、干预经验，释放自己的负性情绪，获得支持、鼓励以及一些切实可行的问题解决方法。康复中心要注意使用正向语言引发家长的正向情绪、正向经验，以此来提高家长的顺应性、坚忍性，促使家长关注自我效能的发挥，更积极地面对和适应面临的困扰，恢复良好的身心平衡状态。

(四)个别指导,解惑释疑

在给予家长心理支持时，应根据不同自闭症儿童及其家庭的特点，进行个别化的心理辅导。要立足问题产生的具体情境，专业解答家长的困惑，解决儿童的具体问题。在进行自闭症儿童的干预时，不同阶段面临的临床问题不一样，如儿童的语言发育落后，初期主要是学会词语表达，而高功能自闭症儿童主要是如何恰当地运用语言进行沟通交流。这时，个别化的家长指导就成为帮助家庭养育、训练儿童的重要途径。

(五)家庭辅导

与普通儿童家长相比较，自闭症儿童家长需要面临巨大的精神压力和现实困难，其不良的家庭关系、生活质量既对父母的心理健康产生消极影响，也会影响亲子的交流，阻碍儿童核心症状的改善，诱发或加重其刻板重复行为、情绪障碍以及退缩行为。专业机构实施有效的家庭辅导，可以帮助家庭成员有效沟通、良性沟通、相互支持，寻求更多的有用资源，比如社会保障服务、亲戚朋友与社区的人际互助，帮助家庭渡过艰难时刻;提供持续的专业技术支持，帮助家长更好地掌握家庭训练的知识技能，指导其教导儿童社交沟通能力、情绪管理及行为问题的控制，提高儿童的社会适应能力。

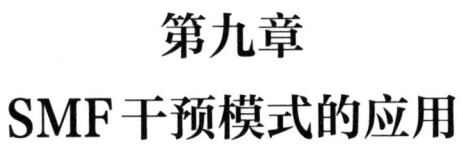

第九章
SMF干预模式的应用

SMF模式作为一种儿童自闭症的综合干预模式,整合采用多种具有循证证据支持的干预技术对自闭症儿童进行全面、综合和系统的干预。SMF干预模式关注自闭症儿童的核心缺陷,运用多种具有循证支持的干预策略,同时结合生物医学手段,促进自闭症儿童的社交沟通发展,减少其行为问题。在实施过程中,突出专业康复机构作为早期干预中的关键作用,同时也非常重视发挥家庭介入的重要价值。临床干预团队由专业人员和家长组成,专业人员为多学科团队,包括教育学、心理学及临床康复专业人才。临床康复专家全面把握自闭症儿童的临床特点、不同阶段的主要缺陷,制订康复方案;康复师团队根据专家指导意见实施教育训练。基于我们20余年的康复实践和临床研究,结果表明SMF干预模式能够取得显著的干预成效。

第一节　SMF干预模式的实施

当我们接收一个自闭症儿童个案并对其实施康复的时候,首先要全面了解儿童的情况,包括儿童的病史资料、临床行为观察和评估结果;然后,就儿童的临床现状、康复方案、训练计划以及可能的结果与家长进行沟通,取得理解并达成共识;最后,在临床康复专家的指导下制订干预方案和实施干预。

一、康复方案的制订

每个自闭症儿童康复方案的制订应该注意个别化,不能千篇一律。制订个别化的康复方案时,要符合儿童的发展水平和临床特征。

康复方案的制订,必须考虑不同儿童的临床特征。自闭症儿童有很大的异质性,临床症状的程度不同,表现各异,家长关注的问题也不一样。因此,我们在确定儿童的康复方案时,既要基于儿童的临床状况,又要考虑家长的康复需求,才能制订符合不同儿童需求的精准康复方案。

康复方案的内容应包括康复项目、训练计划,并可以根据需要结合药物治疗、神经生理治疗及其他补充治疗。训练计划要基于儿童的临床症状特点、能力发展水平、家长访谈情况及评估结果,此外还要充分考虑儿童的兴趣特点和学习优势。训练计划的制订,需要康复师、家长、幼儿园的老师共同参与。训练计划的内容主要围绕提升儿童的社交沟通能力,促进其社交沟通、语言、认知的全面发展,改善感知觉能力,减少或消除行为问题。

二、康复方案的实施

SMF干预模式的实施,应由在自闭症临床诊断和康复方面具有丰富经验的专家指导,干预人员由跨学科专业人员组成,包括心理学、特殊教育学、学前教育学、康复治疗等专业背景。干预人员最好要有学士学位,接受过言语治疗、行为治疗、职能治疗等专门培训。

干预应具有高强度、密集性等特点。根据美国儿科学会的建议,结合我们多年的临床康复实践,自闭症儿童每周应接受15~25小时不等的干预训练,持续时间一年以上。干预强度的定义不能仅仅只看儿童每周接受训练的时间,而应看实施的干预是否满足儿童的个别化需求、儿童实际参与训练的程度。如果我们只是单纯生硬地强调儿童干预时间的量化指标,甚至每天从早到晚辗转多个机构不停地训练,其康复效果时常会适得其反。已有的研究结果表明,在一定条件下干预强度与干预效果之间没有必然的联系,儿童在接受干预时的表现与能力才是决定干预效果的重要因素。

实施干预时,在专家的指导下,参与干预的治疗师应该相互协作,围绕儿童的干预目标,结合儿童的临床特点与学习优势,开展训练活动。儿童的责任治疗师全面负责训练计划的制订与叙写、组织开展儿童的训练活动、记录训练计划的完成情况及儿童的症状变化。要根据儿童康复的进展,定期对儿童的临床情况进行专业评估,评估的工具和方式主要为标准化的心理行为评定量表、临床行为观察与家长访谈等;评估内容包括症状行为、发展水平、智力状况及适应能力等。随着儿童的临床症状变化,其康复方案与训练计划需要进行动态调整。

第二节　SMF干预模式临床应用的成效

儿童自闭症是一种严重的神经发育障碍,改善临床症状、提高社会交往技能、减少问题行为是自闭症儿童干预的主要目标。目前,自闭症的发病机制尚不明确,也没有特殊有效的治疗药物,早期干预与教育训练是现今改善自闭症儿童临床症状的最有效方法,可以弥补儿童的缺陷,促使其尽可能正常发展,提高社会适应能力。

美国国家自闭症专业发展中心2020年发布的《自闭症儿童、青少年及成人的循证实践报告》确定了28种具有循证实践依据的干预技术,但无论哪一种方法都有其局限性,不能够解决自闭症儿童所有的临床问题,也不是对所有的自闭症儿童都适用。根据每个儿童的发展水平和临床缺陷,系统地采用各种具体的干预技术,对儿童进行全面、综合和系统的干预目前已经成为国际上自闭症领域研究和实践的趋势。我们基于长期的临床研究和实践探索,结合考虑中国自闭症儿童的特点,提出和创设的医教结合SMF综合干预模式对自闭症儿童进行系统化的干预,在重庆市第九人民医院重庆市儿童孤独症康复治疗中心以及多家指导医院和康复机构的应用和实践,获得了显著的临床效果,而且具有长期的维持效应。

2023年,我们对2015—2020年在重庆市儿童孤独症康复治疗中心接受SMF模式干预的35名自闭症儿童进行了追踪研究。35名自闭症儿童(干预时年龄在3~7岁之间,平均年龄为4.60±1.14岁,随访时平均年龄为8.33±2.53岁)和35名典型发育(Typical Development,TD)儿童(平均年龄为8.33±3.42岁)共同参与研究。自闭症组儿童接受每天2小时、每周5天的SMF模式的综合性干预,同时指导家长在家庭环境中进行同步化的教育训练;一共接受了3次测试,第1次是干预前的基线测试(T1),第2次是干预结束后的效果评价(T2),第3次是干预停止1年后的随访测试(T3)。第1次和第2次测试,采用CARS、PEP-3、S-M评估自闭症儿童在干预前后临床症状、沟通发展、社会适应等方面的变化情况;第3次测试除了采用CARS、S-M外,还增加了韦氏智力测试、社交反应量表(SRS-2)和心灵解读评估。第3次测试不仅为了观察干预停止后儿童临床症状、社会适应能力的变化情况,也比较了自闭症儿童言语治疗、心灵解读、社交能力与典型发育儿童的差异。研究结果显示,采用SMF干预模式对自闭症儿童进行干预,其临床症状、社会适应能力和智力发展都有明显的改善,此结果与以往众多研究相符,即干预对自闭症儿童社会交往和心灵解读能力的提升有显著的效果;但和干预结束时(T2)相比,在干预停止1年后(T3),自闭症儿童的临床评估症状(CARS得分)和社会适应能力并没有明显的变化。造成该结果的原因可能有:首先在前期干预结束时,参与本研究的自闭症儿童的临床症状已经显著改善,症状程度为轻度,社会适应能力的评级也是正常水平,因而上升空间较小,进而导致了干预结束时和干预停止1年后的测试结果差异不显著;其次,以往的研究证实自闭症是不能自愈的,需通过干预来改善其症状,因此在本研究中,当干预停止后,自闭症儿童的临床症状和社会适应能力没有明显的变化。虽然上述指标在干预结束和干预停止1年后的变化不明显,但也具有重要的临床意义,这说明一是早期干预能够获得积极的临床干预效果,二是即使干预结束,前期干预带来的临床症状的减轻和社会适应能力的提高还是相对稳定的,并没有因为干预停止而出现退化。因此,我们的研究表明,通过采用医教结合的SMF综合性干预模式对自闭症儿童进行临床干预,能够获得积极的干预效果,其临床症状和社会适应能力等方面有明显的改善,在干预停止1年后,他们的上述表现相对稳定,没有明显的进步或倒退。这说明自闭症儿童经干预所获得的临床成效在干预停止后会保持稳定,具有长期维持作用;但前期的干预并不能带动后期(干预停止后)自闭症儿童的进步。

让我们感到鼓舞和高兴的是,在儿童自闭症的临床康复实践工作中,许多国内其他地区的三级医院的儿童保健科、康复中心,以及特殊教育康复机构采用SMF综合干预模式对自闭症儿童进行干预,也同样取得了积极效果。